Cristales
para principiantes

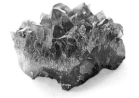

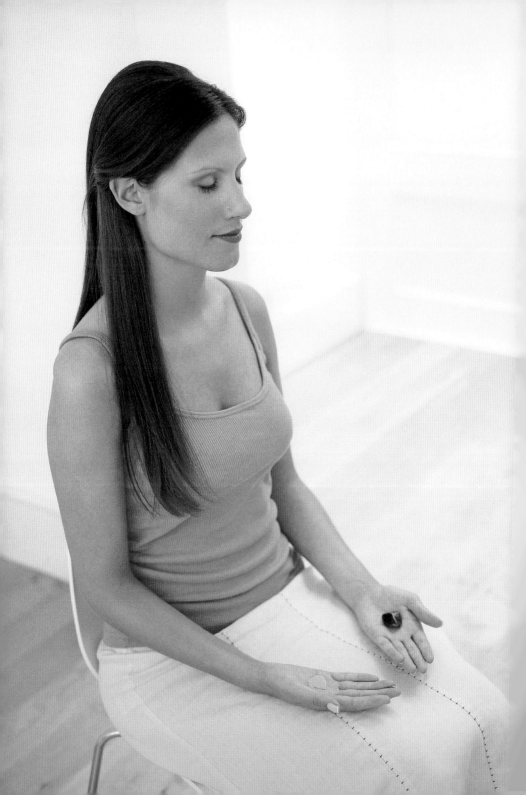

Cristales
para principiantes

Brenda Rosen y Christina Rodenbeck

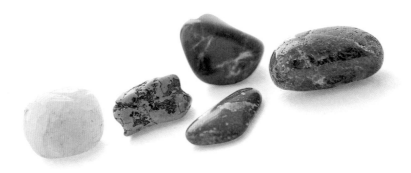

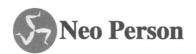
Neo Person

Título original: *The Healing Handbooks: Crystals for Everyday Living*

Traducción: Blanca González Villegas

© 2014, Bounty Books, una división de Octopus Publishing Books Ltd.
Endeavour House, 189 Shaftesbury Avenue, Londres WC2H 8JY

Material publicado previamente en *Crystal Basics* (Hamlyn, 2007)
y *The Gaia Busy Person's Guide to Crystals* (Gaia, 2006)

© 2014, Octopus Publishing Group Ltd.
© Octopus Publishing Group Ltd. (por las fotografías)

Christina Rodenbeck declara ser la autora de esta obra.

Publicado por acuerdo con Octopus Publishing Group Ltd.
Endeavour House, 189 Shaftesbury Avenue, Londres WC2H 8JY

De la presente edición en castellano:
© Neo Person, 2015
    Alquimia, 6 - 28933 Móstoles (Madrid) - España
    Tels.: 91 614 53 46 - 91 614 58 49
    www.alfaomega.es - E-mail: alfaomega@alfaomega.es

Primera edición: septiembre de 2015

Depósito legal: M. 11.618-2015
I.S.B.N.: 978-84-15887-04-1

Impreso en China

ÍNDICE

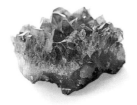

INTRODUCCIÓN

Los cristales, bellos y misteriosos, se utilizan desde hace miles de años como decoración, adorno personal, protección y sanación. En excavaciones de todo el mundo, los arqueólogos han descubierto collares, amuletos, tallas y joyas de ámbar, azabache, turquesa, lapislázuli, granate, cornalina, cuarzo y otros cristales. Estas piezas eran muy valoradas por los pueblos antiguos debido a sus poderes mágicos y espirituales. Antiguamente, los gobernantes llevaban anillos y coronas con piedras preciosas engastadas, mientras que los chamanes y sanadores utilizaban amuletos de cristal y remedios de gemas como instrumentos de sanación y protección.

Los cristales obtienen su poder de la forma en que se crearon. La antigua creencia de que son los huesos de la Madre Tierra no se aleja mucho de la verdad científica. Hace millones de años, gases y soluciones minerales muy calientes fueron expulsados del núcleo de la Tierra hacia la superficie. Cuando la roca fundida se fue enfriando poco a poco, las moléculas minerales formaron patrones ordenados.

El aspecto de un cristal depende de su contenido mineral, de la temperatura y la presión a las que se formó y de su velocidad de enfriamiento. Los cristales duros y transparentes como los diamantes se formaron a enorme temperatura y presión. Las piedras más blandas, como la calcita, se crearon a temperaturas más bajas.

Hoy en día comprendemos que las propiedades útiles de los cristales se deben a su estructura. Sus moléculas y átomos están dispuestos siguiendo un patrón regular que se repite exactamente igual una y otra vez en todas direcciones. Esta estructura reticulada tan ordenada les proporciona su capacidad única de absorber, almacenar, generar y transmitir energía.

Como descubrirás en este libro, esta capacidad permite que podamos utilizarlos para amplificar, dirigir y equilibrar el flujo de la fuerza vital del cuerpo y de su entorno. Descubrirás que trabajar con cristales es una forma suave y natural de mejorar nuestro bienestar físico, emocional y espiritual.

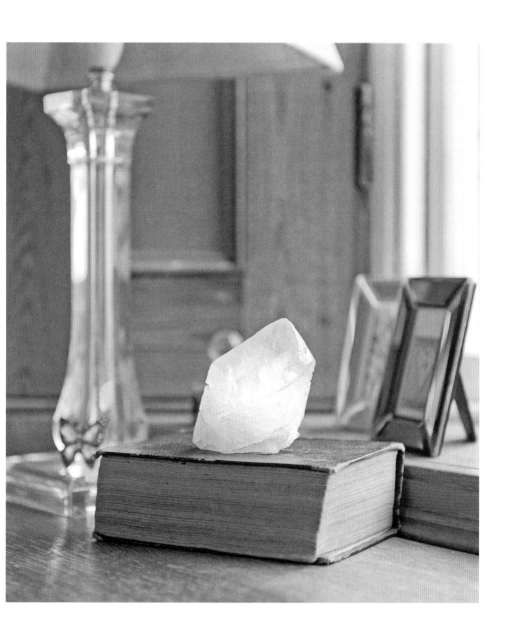

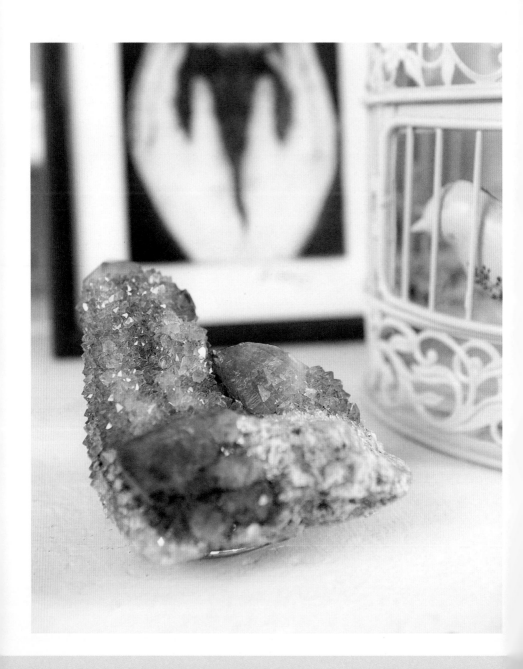

DISFRUTA DE LA MARAVILLA DE LOS CRISTALES

Este libro que acabas de abrir te va a permitir asomarte a la gloriosa cueva de Aladino, donde los colores susurran secretos, los cristales poseen asombrosos poderes de sanación, y los destellos y centelleos esconden reservas de sabiduría.

Aunque la ciencia de los cristales es muy antigua, quizá tan antigua como la propia humanidad, en la actualidad ha adquirido muchas facetas nuevas que pueden resultar difíciles, tanto para el principiante como para el experto.

Vivimos en una época en la que abundan la charlatanería y los magos de pacotilla. Juntos, podemos explorar algunos de los miles de pasadizos, caminos sin salida y extrañas antecámaras del mundo de los cristales para descubrir lo que realmente funciona y poner en evidencia lo que probablemente no sea más que un cargamento de piedras viejas.

Esta guía, fácil de consultar y manejable, va a ser tu acompañante en el mundo de los cristales para proporcionarte consejos sensatos y conocimientos prácticos. Ha sido diseñada para el viajero solitario, deseoso de explorar por su cuenta, aunque pueden darse ocasiones en las que necesites invitar a un compañero a participar contigo en alguno de los ejercicios. Cuando hayas terminado de leerla, habrás adquirido una excelente base sobre los principios del mundo de los cristales y tendrás suficiente confianza en tus conocimientos como para aventurarte solo.

El trabajo con cristales es particularmente adecuado para el siglo XXI, ya que se acopla muy fácilmente con nuestro ajetreado estilo de vida. Sin duda sería aconsejable que pudieras reservar unos pocos minutos al día para, cuando menos, tocar tus cristales y, quizá, pasar unos instantes concentrado en ellos; pero en general encontrarás que estas piedras son unos compañeros ideales, que trabajan para ti calladamente mientras te ocupas de otras cosas. Son hermosos de contemplar y sensibles al tacto cuando te lo pide tu estado de ánimo.

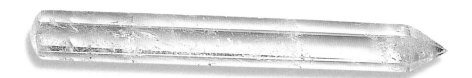

CÓMO UTILIZAR ESTE LIBRO

Este libro ha sido pensado para ofrecerte una amplia variedad de formas prácticas de utilizar los cristales para mejorar tu salud, equilibrar tus emociones y conseguir la paz espiritual y la armonía.

Igual que cualquier otra guía, eres libre de elegir la forma de usarla que mejor responda a tus necesidades.

Puedes leerla de principio a fin, empezando por la primera página y continuando hasta el final. Este sistema te proporcionará la base más adecuada para posibles estudios y prácticas posteriores, ya que, en el camino, aprenderás todos los principios básicos del trabajo con los cristales, desde la forma de probarlos y cuidarlos hasta técnicas de sanación concretas y explicaciones sobre cómo usar los cristales para estabilizar la atmósfera de tu hogar.

Pero este libro pretende también ser útil como manual de referencia rápida. Ofrece soluciones al alcance de la mano y aspira a convertirse en el manual cotidiano para tu trabajo con cristales. En lugar de tener que abrirte camino a través de cientos de palabras acerca de cada cristal, puedes acudir directamente a tu problema concreto y poner en práctica el tratamiento sugerido. Siempre que tengas

que solucionar un asunto en particular —cuando padezcas depresión, falta de dinero o te enfrentes a un amor no correspondido—, encontrarás en estas páginas un remedio con cristales.

Cuando realmente necesites entender de forma rápida y concreta las propiedades de cualesquiera de los cristales más conocidos, puedes consultar el «Directorio de cristales» (véanse páginas 168-173). Siempre que vayas a adquirir cristales, puede ser de gran ayuda llevar este libro contigo.

Este libro trabajará de forma conjunta con los cristales que encuentres, poseas y personalices. Por ejemplo, tu cuarzo rosa puede resultar excelente para potenciar las vibraciones amorosas, como se sugiere en la página 148, pero quizá funcione también fantásticamente para aliviar dolores de cabeza. Naturalmente, tu personalidad y tus circunstancias afectarán al resultado de tu trabajo, pero cuanta más capacidad para desconectar tengas, permitiendo que tus cristales trabajen para ti, más efectivos serán los resultados que obtengas.

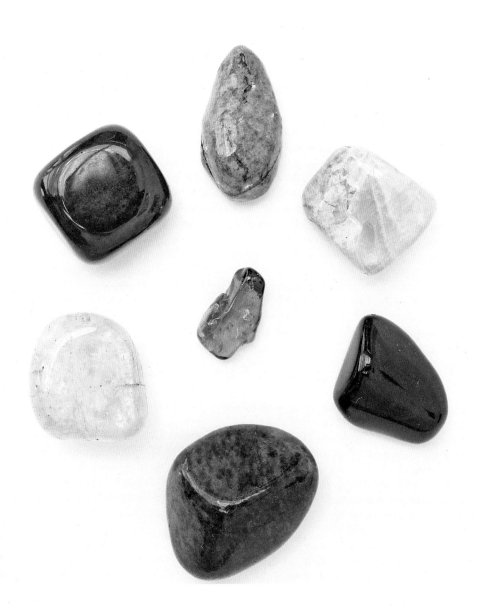

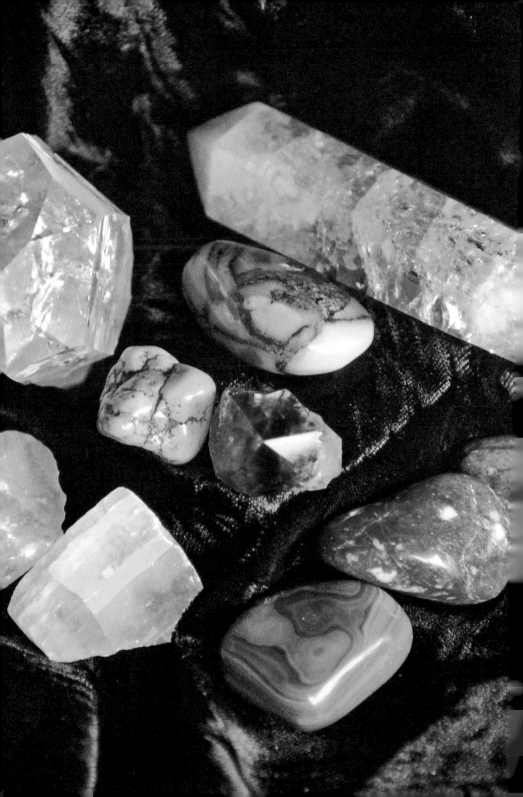

INTRODUCCIÓN A LOS CRISTALES

Desde que los seres humanos empezamos a caminar sobre el planeta, nos hemos sentido fascinados por determinadas piedras misteriosas y preciosas. Creados en el oscuro corazón de la tierra, los cristales son un milagro de color y luz, y por ello han sido valorados por gentes de todas las culturas. La mayor parte de los cristales se formaron mediante la actividad geológica de cientos de miles de años. Antes de ser extraídos, puede que algunos hayan estado escondidos dentro de la tierra durante millones de años, quizá desde la formación misma del planeta. Por esta razón, cuando tomas un cristal en la palma de la mano puedes estar tocando algo que está más allá de la historia, un objeto que trasciende al concepto mismo de tiempo.

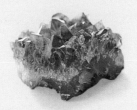

¿QUÉ ES UN CRISTAL?

Cuando los componentes químicos, o elementos, pasan del estado líquido o gaseoso al sólido, normalmente adquieren la forma de cristales. Durante el proceso de solidificación, el cristal se desarrolla geométricamente, por lo que la partícula más pequeña tiene la misma estructura interna que la mayor. La sal y el azúcar constituyen dos ejemplos muy familiares de compuestos químicos cristalinos. En este libro nos centraremos en aquellos cristales que se formaron de ese modo y que se emplean en sanación, magia y desarrollo personal. Son esos cristales que habitualmente encuentras en las tiendas con la etiqueta de «cristales».

La estructura atómica de los cristales es lo que determina su forma. Pueden estar compuestos por un único elemento —los diamantes, por ejemplo, son carbono puro— o por una combinación de elementos. Sin embargo, la estructura mediante la cual se unen los átomos, conocida como retículo cristalino, es siempre la misma en cada tipo de cristal y es lo que se emplea para clasificarlos. El carbón, por ejemplo, es carbono puro, como los diamantes, pero su retículo cristalino es completamente diferente.

En la tienda, los cristales pueden parecer bastante similares en lo que respecta a su forma. La razón de esto es que muchos cristales se ponen a la venta después de haber sido pulidos, por lo que no es posible ver su estructura natural a simple vista.

Aunque los cristales de una misma familia, como el cuarzo, tendrán siempre la misma estructura interna, pueden presentarse en una amplia gama de colores, o incluso de formas. Algunas piedras muy valiosas, como los rubíes, son primas hermanas de otras más comunes, como los hematites.

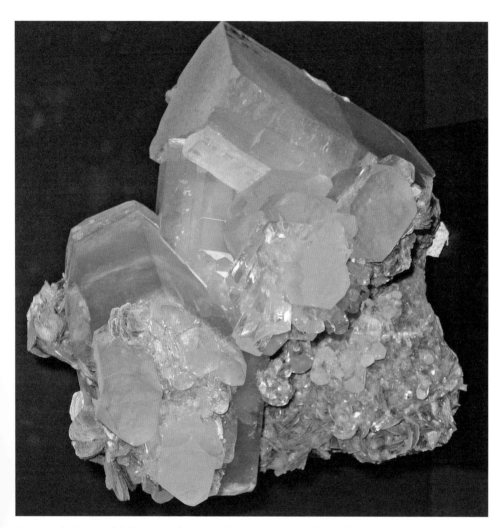

Un ejemplo de cristal de formación hexagonal; en este caso, berilo.

¿CÓMO ACTÚAN LOS CRISTALES?

Los cristales son una de las estructuras más simples y estables del universo conocido. Esto puede muy bien ser lo que les otorga su fuerza. Están formados por patrones de átomos o grupos de átomos (moléculas) repetidos, conectados entre sí en una fuerte matriz.

La explicación de cómo funcionan los cristales puede estar en ciertas propiedades únicas que poseen. En primer lugar, toda materia está compuesta por una variedad de diferentes tipos de moléculas que se unen para crear una entidad individual. Por ejemplo, cada uno de nosotros está formado por una increíble diversidad de moléculas que trabajan juntas para crear células que forman nuestro yo único. Incluso una maceta con tierra contendrá muchos tipos diferentes de minerales y vegetales, todos mezclados.

En segundo lugar, muchos cristales (el cuarzo, en particular) contienen un tipo

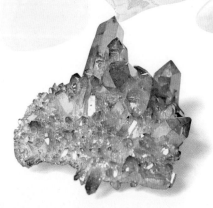

Un conglomerado de cristal irradia energía positiva y te inspirará con su brillo natural.

de energía llamada piezoelectricidad. Esta energía se debe a partículas subatómicas flotantes con carga positiva atrapadas en la estructura interna del retículo. La piezoelectricidad se libera cuando el cristal se comprime mecánicamente o se somete a un campo eléctrico; el cristal en sí mismo permanece inalterado. La piezoelectricidad es el resultado de la estructura básica tan simple del cristal, y esta puede ser también la clave para entender cómo nos ayudan los cristales.

LIBERAR LA ENERGÍA DE LOS CRISTALES

En ocasiones, una intervención mecánica mínima puede liberar esta energía. Si probamos a frotar un trozo de ámbar, observaremos la electricidad estática que hemos producido.

Esta propiedad se utiliza en ingeniería, por ejemplo, así como en los relojes de cuarzo y los radiotransmisores. La carga piezoeléctrica generada utilizando cuarzo es tan precisa que se emplea para mantener la hora oficial del meridiano de Greenwich.

Por el contrario, muchos cristales son,

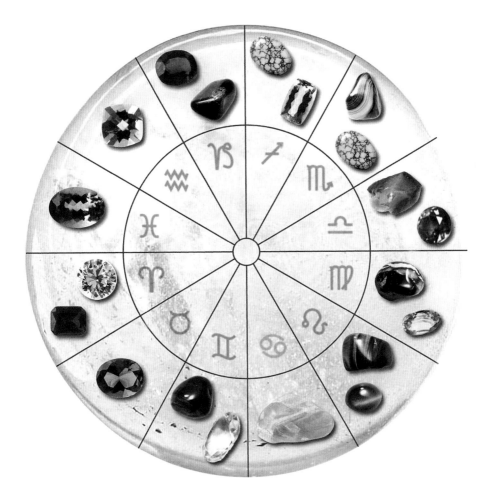

Cada signo del zodíaco tiene asociados unos cristales. Estas piedras natales se asocian tradicionalmente con la protección, la suerte y la sabiduría.

sencillamente, un átomo o molécula repetida infinitas veces. Esto significa que, en un nivel electromagnético, cada cristal emite un tipo de energía único y constante. Compara esto con tu propia persona: unas veces estás acelerado y otras lento; a veces estás dormido y otras despierto. Tu mente, tu cuerpo y tu espíritu trabajan en ritmos y ciclos que, a veces, tampoco son muy consistentes.

Por eso, un cristal puede funcionar como una especie de metrónomo subatómico que proporcione a tu cuerpo un ritmo constante y fiable al que ajustarse.

DUREZA Y FORMA DE LOS CRISTALES

Los cristales se encuentran entre los objetos más simétricos de la creación, y tienden a ser simétricos con respecto a todos sus ejes. Esto significa que solo existen siete formas básicas que puede adoptar un cristal. Estas formas son lo que emplean los geólogos para clasificar los cristales y también han aportado a los sanadores algunas ideas sobre cómo utilizarlos. Por supuesto, siempre hay excepciones a cualquier norma, y por eso existen los cristales amorfos. Los cristales pueden clasificarse de diferentes formas, pero en términos prácticos, sus cualidades más útiles son la dureza, la forma y el color.

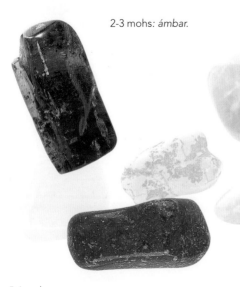

2-3 mohs: *ámbar.*

5-6 mohs: *lapislázuli.*

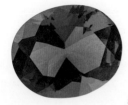

8 mohs: *esmeralda.*

DUREZA

En 1812, el minerólogo alemán Friedrich Mohs (1773-1839) clasificó diez de los minerales más accesibles según la facilidad con la que se rayaban. En la actualidad, la escala Mohs sigue siendo la norma aceptada para establecer la dureza de un cristal. Como supondrás, el diamante tiene un 10 en esta escala, mientras que el talco, que se pulveriza con mucha facilidad, dando lugar al polvo de talco corriente, obtiene un 1. Los demás cristales ocupan lugares intermedios. Las gemas orgánicas, como el ámbar, el coral y la antracita, tienen puntuaciones entre 2,5 y 4. El lapislázuli, el ópalo y la piedra de luna tienen entre 5,5 y 6,5. El cuarzo, la amatista y las gemas como la esmeralda, el zafiro y el rubí tienen 7 o más. La dureza es una característica importante a la hora de elegir cristales para sanación o para otros fines prácticos. Los más blandos se emplean para absorber energías negativas físicas y emocionales. Los más duros son los mejores para joyería.

FORMA

En estado natural, muchos cristales son áspeacute;speros, afilados o dentados, más parecidos a piedras que a gemas traslúcidas. Muchas de las piedras pequeñas que encontramos en las tiendas están pulidas, un proceso que realza su color y su belleza. El pulido altera el aspecto de un cristal, pero no afecta a sus propiedades útiles. La forma de un cristal influye sobre su modo de transmitir la energía.

Una punta: *citrino*.

Cristales de punta sencilla. Estos cristales focalizan la energía en una línea recta. Por regla general, los cristales con punta se utilizan para transmitir energía o para extraerla, dependiendo de hacia dónde se dirija la punta. Las varas simétricas de cristal suelen proceder de un labrado artificial.

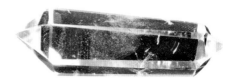

Doble punta: *cuarzo transparente*.

Cristales con doble punta. Estos cristales tienen una punta en cada extremo. Como envían y reciben energía al mismo tiempo, son muy útiles para equilibrar e integrar fuerzas opuestas como, por ejemplo, romper patrones viejos y superar adicciones.

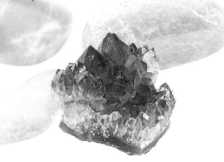

Conglomerado cristalino: *amatista*.

Conglomerados de cristales. Este tipo de cristales irradia energía al entorno. Son muy útiles para limpiar la energía de una habitación.

Geodas. Estos cristales tienen como una pequeña cueva en su interior que contiene y amplifica energía y la libera lentamente hacia su entorno. Son una elección muy apropiada y relajante para los dormitorios.

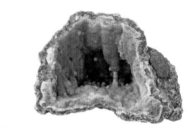

Geoda: *calcedonia*.

LOS CRISTALES Y LOS COLORES

Es posible que la cualidad más importante de los cristales cuando los utilizamos para sanar sea su color. Como quizá sabrás, la luz blanca es, en realidad, una combinación de colores que se conoce como espectro cromático. Un prisma de cristal, una lágrima de cristal colgada delante de una ventana o las gotas de lluvia en un cielo soleado crean un arcoíris y revelan que los siete colores del espectro luminoso son rojo, naranja, amarillo, verde, azul, añil y violeta.

Significados tradicionales de los colores

Aunque puedes elegir los cristales según los colores que más te atraigan, he aquí algunos significados que se atribuyen a los colores de los cristales:

- **Los cristales rojos,** como el jaspe rojo, la cornalina y el heliotropo, aumentan tu poder, tu pasión, tu valor y tu energía física.

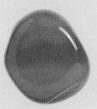

Cornalina

- **Los cristales naranjas,** como la cornalina, el ópalo de fuego y la calcita naranja, realzan la autoestima, la confianza en uno mismo y la creatividad.

Calcita naranja

- **Los cristales rosas,** como el cuarzo rosa, la damburita y la turmalina rosa, fomentan la amabilidad, el amor y la compasión hacia ti mismo y hacia los demás.

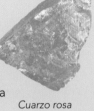

Cuarzo rosa

- **Los cristales amarillos,** como el citrino, el ámbar y la piedra de sol, facilitan la expresión personal y estimulan el optimismo y las actitudes positivas.

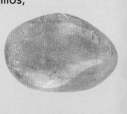

Citrino

Ya habrás observado que los colores afectan a nuestras emociones. Ponerte un jersey rojo vivo puede hacerte sentir atractiva sexualmente, mientras que estar sentado en una habitación con paredes de color azul claro resulta relajante y tranquilizador. En la terapia por el color, una forma de sanación complementaria que cada vez está siendo más aceptada, se baña el cuerpo en una luz coloreada o se le colocan directamente encima cristales de colores. Como los siete colores del espectro cromático y la fuerza vital del cuerpo están interconectados (véanse páginas 78-79), el campo energético de tu cuerpo puede asimilar la energía del color de un cristal a través del nervio óptico o, según creen algunas personas, directamente a través de la piel. Con ello, transmite o absorbe energía, según lo que necesite, para mantener un equilibrio saludable.

- **Los cristales verdes,** como la fluorita verde y la aventurina verde, calman las emociones y favorecen la armonía y el equilibrio.

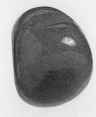

Aventurina verde

- **Los cristales azules,** como el ágata de cinta azul, el lapislázuli y la turquesa, tranquilizan la mente y calman y alivian el cuerpo físico.

Lapislázuli

- **Los cristales morados,** como la amatista, la lepidolita y la angelita, ayudan a desarrollar la intuición y el conocimiento espiritual.

Amatista

- **Los cristales negros,** como el cuarzo ahumado, la obsidiana y la labradorita, tienen una fuerza protectora muy potente y ayudan a dispersar la energía negativa y el estrés.

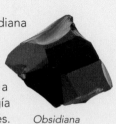

Obsidiana

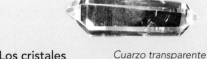

Cuarzo transparente

- **Los cristales blancos o transparentes,** como el cuarzo transparente, la apofilita y la piedra de luna, favorecen los nuevos comienzos, la paz y la tranquilidad.

LOS CRISTALES A LO LARGO DE LA HISTORIA

Vivimos en la era de la especialización. Hasta los tiempos modernos no existían grandes diferencias entre médicos, sanadores, magos, científicos y astrólogos. Anteriormente, un único miembro de la tribu (el sabio, el chamán o el adivino) podía asumir todos los papeles. Probablemente, esta persona tenía algún conocimiento del uso de los cristales en todas sus funciones.

Los cristales han sido empleados en medicina, como amuletos y como herramientas espirituales y físicas, desde tiempos inmemoriales.

En tumbas prehistóricas se han encontrado espejos de jade y obsidiana negra muy similares a los que usan hoy en día los videntes. El ámbar era también extremadamente apreciado y se establecieron rutas a través de Europa para su comercio.

Hay mucha evidencia de que el lapislázuli azul real era muy valorado en Asia central y el subcontinente indio mucho antes de los tiempos históricos. Se han encontrado en tumbas del valle del Indo con una antigüedad de siete mil años. En el año 4500 aC., la extracción de lapislázuli se había convertido en un proceso industrial en la localidad persa de Tell-i-Bakun.

Hasta el surgimiento de las civilizaciones del Próximo Oriente no aparecen datos escritos acerca de la forma en que los seres humanos empleaban los cristales.

Los egipcios eran muy aficionados a todos ellos, en especial a los azules, como la turquesa, que se extraían en la península del Sinaí, o el lapislázuli, asociado a la diosa Isis. Las piedras preciosas o semipreciosas, o cristales, se empleaban para fabricar amuletos que atrajeran la buena suerte, protegieran contra el mal de ojo o favorecieran la fertilidad. Se decía que el heliotropo abría puertas cerradas.

Los médicos egipcios de la época eran también sacerdotes, y una de sus obligaciones era la de fabricar amuletos y sortilegios que propiciaran la salud. En algunos papiros médicos que aún se conservan se explica el uso de determinadas piedras. Así, por ejemplo, el topacio, dedicado a Ra, dios del Sol, se prescribía para aliviar el reumatismo.

Parece ser que las cataplasmas y los medicamentos se contemplaban fundamentalmente como analgésicos, ya que se creía que la curación era producto de la magia.

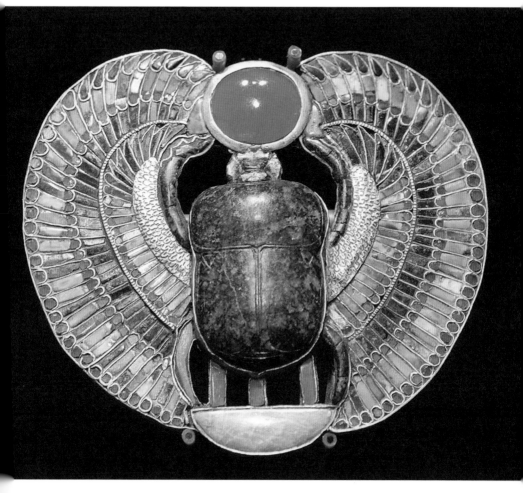

Un colgante con forma de barco que transporta un escarabajo, símbolo de la resurrección de los dioses, flanqueado por dos serpientes reales. Esta joya procede de la tumba del faraón egipcio Tutankamón.

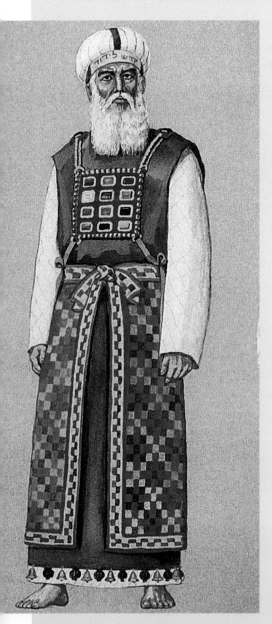

Sumo sacerdote judío con sus vestimentas ceremoniales.

HISTORIA BÍBLICA

Los cristales aparecen descritos en la Biblia en numerosas ocasiones, pero normalmente solo como una forma de describir un color o una gran riqueza. Sin embargo, Dios dio instrucciones precisas para la construcción del misterioso Pectoral del Juicio que debía llevar el sumo sacerdote de Israel. Nadie sabe cuál era el significado exacto de cada piedra.

Bordarás también el pectoral del juicio; lo harás al estilo de la labor del efod. Lo harás de oro, púrpura violeta y escarlata, de carmesí y lino fino torzal.

Será cuadrado y doble, de un palmo de largo y otro de ancho.

Lo llenarás de pedrería, poniendo cuatro filas de piedras: en la primera fila, un sardio, un topacio y una esmeralda.

En la segunda fila, un rubí, un zafiro y un diamante.

En la tercera fila, un ópalo, un ágata y una amatista.

En la cuarta fila, un berilo, un ónice y un jaspe; todas estarán engastadas en oro.

Las piedras corresponderán a los nombres de los hijos de Israel: doce, como los nombres de ellos. Estarán grabadas como los sellos, cada una con su nombre, conforme a las doce tribus.

Éxodo 28: 15–21

Los chinos, por su parte, desarrollaron una pasión por el jade que perduró durante un milenio. En el Museo de Historia de Pekín pueden verse en la actualidad objetos de jade procedentes de la cultura Songze (4500-3000 aC.).

Se creía que esta piedra aportaba salud, riqueza y larga vida. Incluso la búsqueda del jade estaba rodeada de leyendas, y solo se permitía a las mujeres.

PERSPECTIVA HISTÓRICA

La tradición gemológica india, aún en vigor hoy en día, es muy antigua.

Al igual que gran parte del saber hindú, ha sido escrita y estudiada durante muchos siglos, probablemente desde el primer siglo de nuestra era. El arte de estudiar y prescribir cristales se conocía como *ratnapariska*, según describe el Hame Sutra (hacia el año 700 a.C.).

El amuleto más poderoso prescrito en los antiguos textos hindúes es el *navaratna*, o joya de las nueve gemas. Estaba fabricado con un rubí, una esmeralda, una perla, un coral, un jacinto, un ojo de tigre, un topacio, un zafiro y un diamante, cada uno de los cuales representaba uno de los siete planetas y los nodos norte y sur de la Luna.

En la tradición occidental, el primer registro escrito que se conserva acerca del uso medicinal de los cristales es el tratado «Sobre las piedras» del filósofo griego Teofrasto (372-286 aC.), sucesor de Aristóteles como cabeza de la escuela peripatética de Atenas. Teofrasto, prolífico investigador del mundo natural, fue el primero en intentar clasificar los cristales en grupos para luego describirlos. Los clasificó en cristales «masculinos» y «femeninos», lo que más tarde produjo una cierta confusión, y asignó propiedades medicinales y mágicas a algunos de ellos.

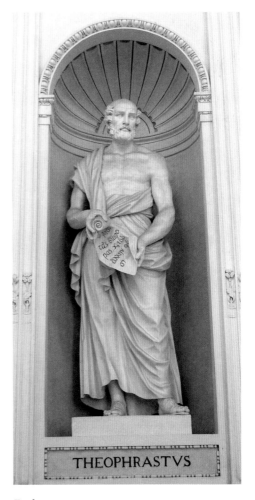

Teofrasto.

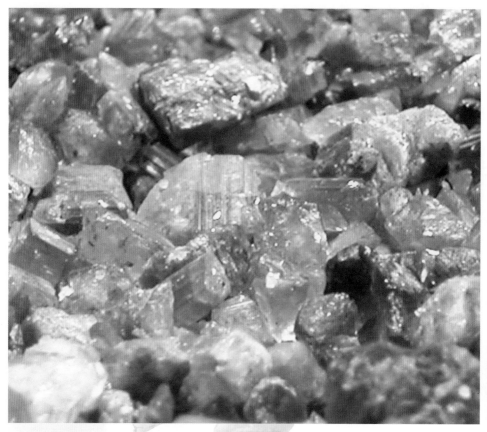

Lapidario (colección mixta) de cristales de turmalina.

El conocimiento sobre cristales —o, como se denominaban más comúnmente, piedras preciosas y semipreciosas— que poseían los griegos fue ampliado y adornado durante otros 1.500 años en una serie de libros y tratados, que recibían el nombre de lapidarios y contenían una mezcla de conocimientos geológicos, mágicos y médicos.

La obra que más influyó fue, probablemente, la *Historia Natural*, de Plinio el Viejo, escrita en el primer siglo de nuestra era y que tuvo gran trascendencia en sabios y practicantes de la medicina hasta bien entrado el segundo milenio. Plinio fue un voraz recolector de datos al que le gustaba incluir en la mayor parte de sus discusiones sobre el mundo natural unos toques de cotilleos, opiniones, insinuaciones y rumores. Esto hace que su *Historia Natural* sea una obra entretenida, pero poco fiable como fuente de datos.

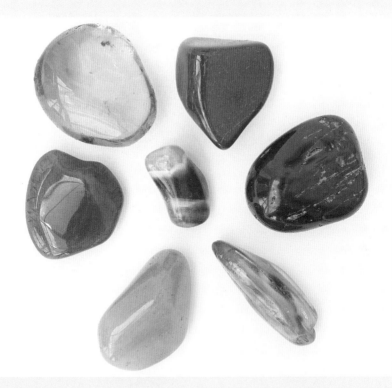

Amuletos planetarios

Antiguamente, se creía que los planetas regían sobre las piedras, plantas y animales. Todos estos se combinaban para crear talismanes que fortalecieran a su portador con las características asignadas al planeta en cuestión.

- Sol: ámbar, crisolita, topacio.
- Luna: berilo, diamante, madreperla, ópalo, cuarzo.
- Mercurio: ágata, cornalina, calcedonia, sardónice.
- Venus: esmeralda, jade.
- Marte: heliotropo, hematites, jaspe, rubí.
- Júpiter: amatista, aguamarina, diamante azul, zafiro, turquesa.
- Saturno: azabache, obsidiana, ónice.

ARRIBA (desde la esquina superior izquierda, en sentido de las agujas del reloj). *Cuarzo ahumado, jaspe rojo, ónice, ámbar, jade, cornalina y* (centro) *amatista.*

En el siglo XI, la obra *De lapidibus*, del obispo de Rennes Marbodus, fue un éxito, ya que se tradujo del latín a otros ocho idiomas europeos.

Sin embargo, puede considerarse a Hildegarda von Bingen (1098-1171) como la persona que probablemente haya tenido una mayor influencia sobre los modernos sanadores con cristales. Su libro *Physica* detalla la historia natural y las propiedades de sanación de piedras, hierbas y animales. En él, la autora también recomienda recetas y explica ciertas curas populares.

ELIXIRES Y POCIONES

Los lapidarios medievales recomiendan elixires de determinados cristales, o el polvo molido de otros, con fines medicinales. Se dice de un determinado papa que tragó su peso en piedras preciosas de una sentada.

También se asignaba a los cristales significados especiales, que en su momento debieron ser ampliamente conocidos. Por ejemplo, el papa Inocencio III envió al rey Juan de Inglaterra cuatro anillos: uno de zafiro, que representaba la esperanza; uno de esmeralda, símbolo de la fe; uno de granate, representación de la caridad, y otro de topacio, símbolo de las buenas obras. No podemos decir si alguno de ellos surtió efecto sobre el rey.

También se creía que las propiedades mágicas de las piedras preciosas aumentaban al grabarlas. Era muy común prescribir piedras preciosas —habitualmente con grabados de emblemas, animales o símbolos astrológicos— como amuletos. Se creía que esta tradición se remontaba al antiguo Egipto, y algunos de los símbolos empleados, como el escarabajo sobre una esmeralda, tenían ciertamente un origen oriental.

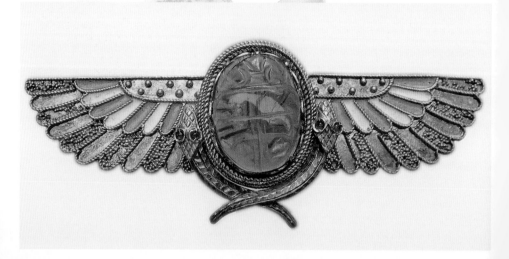

Antiguo broche egipcio en el que aparece un escarabajo tallado en una esmeralda.

Grabados mágicos

El *Libro de alas*, escrito en el siglo XIII bajo el seudónimo de Raziel, explica cómo debe grabarse cada una de las gemas para que su magia sea más poderosa. He aquí un fragmento: «La figura de un halcón, si se encuentra sobre un topacio, ayuda a conseguir la buena voluntad de reyes, príncipes y magnates [...]. La imagen bien formada de un león, si está grabada sobre un granate, protegerá y preservará el honor y la salud, curará a su portador de toda enfermedad, le proporcionará honores y le guardará contra cualquier peligro en sus viajes».

Pasión por el cristal

«He comprobado cómo los médicos afirman que el mejor cauterio para el cuerpo humano es una bola de cristal sobre la que actúen los rayos del sol. Además, esta sustancia se ha convertido en una verdadera obsesión; hace no demasiados años, una madre de familia, en absoluto muy adinerada, pagó ciento cincuenta mil sestercios por una palangana hecha de cristal. Cuando Nerón recibió la noticia de que todo estaba perdido, dejándose llevar por la furia, rompió en pedazos dos copas de cristal; esta fue su última venganza contra sus semejantes, al impedir que cualquier otra persona volviera a beber en ellas».

PLINIO EL VIEJO (23-79 dC.),
Historia Natural.

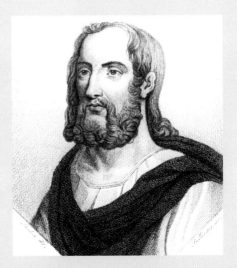

Plinio el Viejo.

LOS CRISTALES EN LA ACTUALIDAD

Como consecuencia del crecimiento del interés en las medicinas alternativas, la nueva espiritualidad y el desarrollo personal que ha tenido lugar durante el siglo XX, se ha venido desarrollando una mayor curiosidad acerca de los usos potenciales de los cristales. Parte de este interés está basado en el redescubrimiento de los antiguos lapidarios y tratados mágicos; y, en gran medida, la atención que suscitan tiene su origen en la reconsideración de las tradiciones no occidentales, como las de los chamanes de los nativos americanos, los sanadores aborígenes y, en particular, la medicina ayurvédica, tal y como se practica en India hoy en día.

Al comenzar la exploración del mundo de los cristales, conviene recordar que muchas de las cosas que se afirman sobre los cristales aún no han sido probadas y otras son, realmente, exageradas.

A grandes rasgos, se pueden dividir los usos de los cristales en tres categorías: sanación física o protección; apoyo y sanación emocional o mental, y crecimiento y protección espiritual y psíquica.

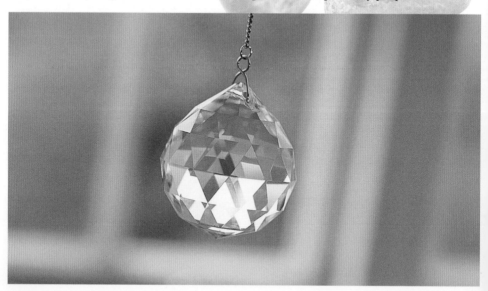

Decide qué es lo que quieres que hagan tus cristales y ten expectativas realistas.

Sanadores aborígenes australianos

Gran parte de la tradición oral de los aborígenes australianos no está a disposición de los extraños. Está considerada como sabiduría secreta; pasa de padre a hijo o de madre a hija, y se mantiene dentro de la tribu.

Los datos de que disponemos, o bien carecen de importancia para los propios aborígenes, o bien se deben al trabajo de los antropólogos, a los que se ha permitido observar algunos de los rituales de los chamanes australianos. Durante estos rituales, algunos hombres parecían sacarse grandes cantidades de cristales de cuarzo de la boca.

No sabemos si esto formaba parte de un juego de manos o no. Lo que es indudable es que el cristal constituye una parte importante de la iniciación religiosa.

Tras el nacimiento de un niño se graba una piedra sagrada, denominada churinga, y se deposita en una cueva, desde donde protegerá y ayudará al niño el resto de su vida.

Se conservan churingas de la Edad de Piedra.

Un ejemplo de cristal sanador aborigen es la mokaita, un tipo de óxido de cuarzo muy recomendable para la regeneración, la curación de heridas y la fuerza.

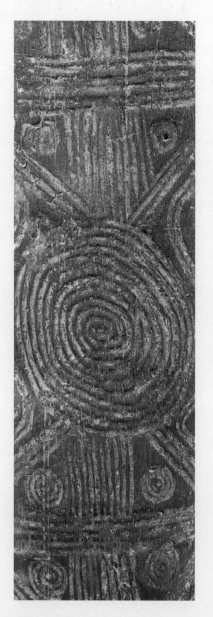

Churinga.

SANACIÓN FÍSICA

A menudo, los mejores resultados de la medicina alternativa se obtienen cuando esta se emplea para sanar enfermedades crónicas, como la artritis, o aquellas que la medicina convencional sencillamente encuentra difíciles de diagnosticar. Es también muy útil como complemento de tratamientos ortodoxos. Por ejemplo, si nos rompemos una pierna, será conveniente que nos la recomponga un médico, y puede que tomemos los analgésicos que nos prescriba; también, para favorecer el proceso de curación, podemos llevar puesto un cristal de malaquita o meditar regularmente con calcita.

Los sanadores profesionales con cristales suelen tener su propio y comprobado conjunto de ellos, personalizado mediante años de uso. Los reflexólogos y masajistas probablemente tendrán puesta toda su confianza en unos cuantos cristales, como una amatista o un cuarzo transparente, por ejemplo, para ayudar a relajar los músculos. Las comadronas alternativas emplean ocasionalmente piedras sanadoras en la sala de partos. Se dice que estos cristales concentran la energía sanadora en la paciente.

En el uso personal, los cristales solamente deben utilizarse como un extra, nunca como sustitutos de la atención profesional cualificada. Además, siempre debemos considerar nuestros propios esfuerzos como experimentos; si creemos que un cristal nos está produciendo efectos extraños, debemos dejar de utilizarlo.

Una vez dicho esto, debemos señalar que muchos practicantes informan de que los tres primeros días de llevar puestos los cristales, o tras su imposición, el paciente puede sentirse peor antes de empezar a notar algún beneficio.

SANACIÓN Y APOYO EMOCIONAL Y MENTAL

Los cristales trabajan bien con las energías sutiles de nuestros estados de ánimo y nuestras emociones. Pueden proporcionar una guía estabilizadora a través de las emociones y confortarnos si nos hundimos en una depresión. Para aquellas personas propensas a padecer cambios de humor, llevar en el bolsillo un cristal de enraizamiento (véase página 48) como la turmalina negra o el ojo de tigre puede ser todo lo que necesitan para seguir adelante.

A causa de su energía eléctrica constante, los cristales pueden facilitar la claridad de pensamiento y resultan muy útiles al escribir un libro o estudiar antes de un examen. Las atmósferas discordantes pueden calmarse mediante el empleo de cristales; aquellos lugares en los que la energía parece haberse ralentizado hasta no ser más que un perezoso goteo pueden animarse.

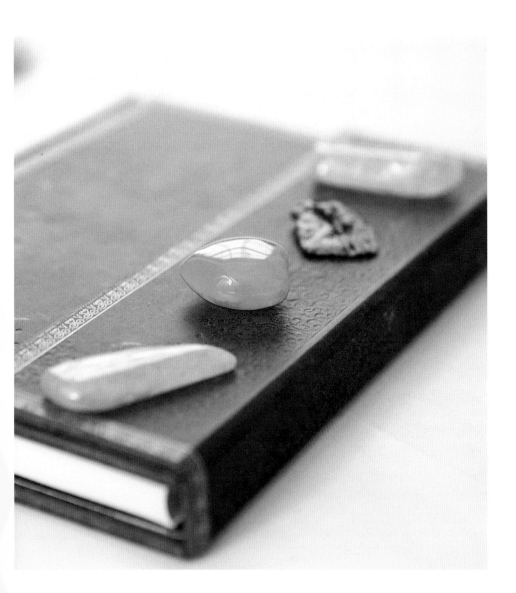

Los cristales te ayudan a aclarar la mente y te preparan para afrontar tareas complicadas, como los exámenes.

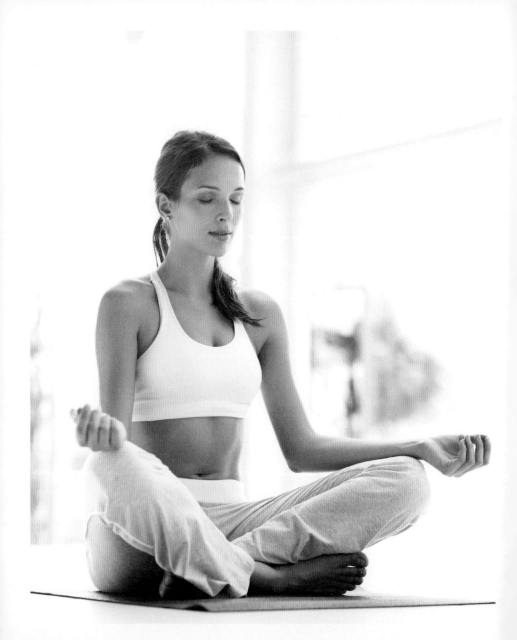

Meditar sosteniendo cristales en la palma de las manos es una forma muy eficaz de elevar la conciencia espiritual y psíquica, sean cuales fueren tus circunstancias personales.

CONCIENCIA ESPIRITUAL Y PSÍQUICA

La pureza y simplicidad de los cristales pueden proporcionar una conexión directa y constante con el mundo del espíritu, independientemente de las creencias de cada uno. Pueden también aumentar de forma positiva nuestra conciencia del infinito misterio de la vida y ayudarnos a conectar de forma adecuada con dicho misterio.

La mejor manera de empezar a explorar la conexión sobrenatural de un cristal es pasar tiempo meditando con él. La vibración entre uno mismo y el cristal es única, pero repetible, por lo que si sentimos que respondemos muy bien a un cristal en concreto la primera vez que lo utilizamos, cuanto más lo usemos, más fácil nos resultará hacerlo y más efectivo será.

Como norma general, los cristales violeta, blancos o transparentes están conectados con el plano espiritual. Para empezar, prueba a usar angelita, amatista o cuarzo transparente.

Amuletos

Se puede afirmar que, en la mayor parte del mundo actual, la joyería conserva aún un propósito sagrado o de amuleto que se considera más importante que su empleo decorativo. El cristal más empleado en amuletos es la turquesa, atesorada por los nativos americanos, los tibetanos y otras tribus de Asia central. Debido a su color, la turquesa se asocia con el cielo, la lluvia

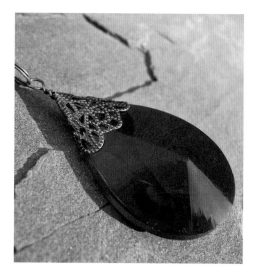

Desde hace mucho tiempo, los cristales rojos están entre los favoritos para la fabricación de joyas amuleto.

y el agua. Tiene también una cierta tendencia a cambiar de color a medida que pasa el tiempo, lo que hace que parezca tener vida propia.

También el uso de la cornalina roja en amuletos tiene una larga tradición, en especial en Asia central, donde es el cristal mágico más popular; está asociada con la sangre y la adoración al fuego, la pasión y la energía vital universal que permea todas las cosas.

El jade sigue siendo muy popular en China hoy en día, y su capacidad mágica de atraer la prosperidad y la riqueza se valora tanto como su belleza. El sencillo pi de jade, un disco con un agujero en el centro, se utiliza como amuleto protector en todo el Lejano Oriente.

MEDITACIÓN CON CRISTALES

Los cristales son una estupenda herramienta para mantener la mente centrada durante la meditación. Podemos tocar, o sencillamente mirar, un cristal mientras meditamos. Lo importante es, en primer lugar, permitirnos a nosotros mismos acceder al estado mental adecuado. Un buen cristal con el que empezar es el cuarzo transparente; pero con la experiencia podemos elegir los cristales para meditar que mejor se adapten a nuestras necesidades o a nuestro estado de ánimo en ese momento.

- Elige un lugar tranquilo en el que no te molesten. Ponte ropa holgada y cómoda, con la que no vayas a pasar ni mucho calor ni mucho frío si estás sentado y quieto durante una media hora. Quizá sea conveniente que te envuelvas en una manta ligera, ya que muchas personas se quedan frías mientras meditan.
- Elige un cristal. Si tienes la intención de mirarlo, colócalo cerca de ti para que puedas verlo fácilmente sin tener que moverte. Si vas a sostenerlo, mantenlo en la mano izquierda.
- Adopta una postura cómoda. Si puedes sentarte con las piernas cruzadas durante largo tiempo sin sentir dolor, prueba a hacerlo. Muchas personas, sin embargo, encontrarán que sentarse en una silla recta es una buena opción. También es bueno tumbarse para meditar, pero tendrás que luchar contra la tendencia a dejarte llevar por el sueño.

- Si estás sentado, mantén la columna recta, pero no rígida. Deberás sentir como si tu cabeza flotase sobre la columna; todo debe estar suelto y flexible. Esto es muy importante para la respiración, que es la clave de la meditación.
- Inspira profundamente unas cuantas veces por la nariz. Llena de aire los pulmones. Imagina que estás expandiendo los pulmones hacia atrás además de hacia delante. Espira lentamente.
- Ahora relaja el cuerpo de forma consciente, empezando por los dedos de los pies y hacia arriba. Esto puede hacerse rápidamente, imaginando que estás eliminando tensión con cada espiración.
- Una vez que estés completamente relajado, percibe tu respiración deslizándose suavemente hacia dentro y hacia fuera de tus fosas nasales. Esta respiración debe ser muy delicada.
- Concéntrate en tu cristal. Permite que su color te envuelva. Siente su energía a tu alrededor. Déjate llevar hacia él. Si solo estás mirando, permite que tu vista se desenfoque. Cada vez que tus pensamientos empiecen a derivar, vuelve al cristal.
- Si estas sosteniendo el cristal, permite que su energía y su color se extiendan, subiendo por tu brazo, llenando tu cuerpo y el aire que te rodea. Una vez más, cada vez que tu mente comience a derivar, regresa a la energía del cristal.

Sostén el cristal en la mano izquierda mientras lo contemplas y te pierdes en tus pensamientos.

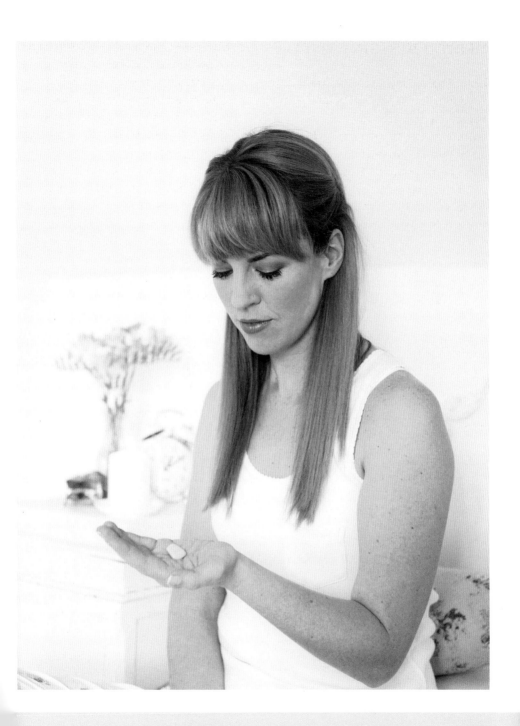

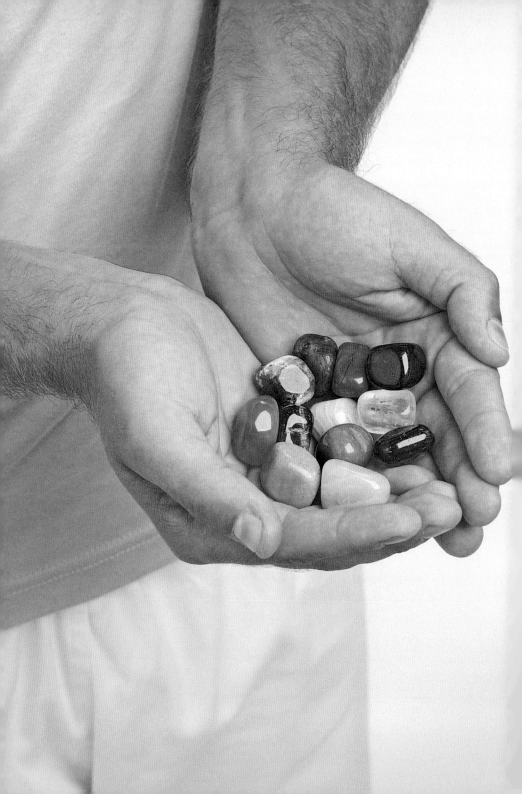

TRABAJAR CON LA ENERGÍA DE LOS CRISTALES

Si estás empezando a trabajar con cristales, este capítulo te ofrece información básica sobre la elección, la limpieza y la recarga energética de tus cristales. Si aún no posees ninguno, para empezar necesitarás una pieza de cuarzo con punta natural y unos cuantos cristales redondos u ovalados del tamaño de una nuez. Una buena compra inicial incluiría una punta de cuarzo transparente y unas piezas pulidas pequeñas de amatista, ágata de lazo azul, cuarzo rosa, ojo de tigre y jaspe rojo. Si ya dispones de tu propia colección de cristales, en este capítulo encontrarás consejos útiles sobre cómo debes prepararlos para darles un uso práctico.

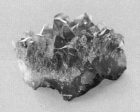

EMPIEZA CON OPTIMISMO

¿Por qué no empezar la colección con un único cristal que te aporte alegría? Conviértelo en el cristal de tus despertares, un cristal que te haga desear contemplarlo como primera actividad de la mañana; un cristal que te haga saltar de la cama lleno de energía, activo y centrado.

El primer cristal que elijas será crucial. Establecerá el tono de toda la empresa, creando una energía especial en tu hogar que afectará a cada nuevo cristal que adquieras.

Cristales para saltar de la cama

Cristal	Efectos
Berilo (amarillo, dorado)	Dinamismo, claridad de visión, optimismo
Citrino	Confianza en uno mismo, individualidad, estímulo mental
Esmeralda	Armonía, veracidad, confianza
Ópalo de fuego	Valor, alegría, el futuro en tus manos
Granate (rojo, rosa o naranja)	Éxito, energía sexual, fuego interior, vitalidad
Rubí	Fuego, energía pura, alegría
Turmalina verde (verdelita)	Capacidad de admiración, alegría

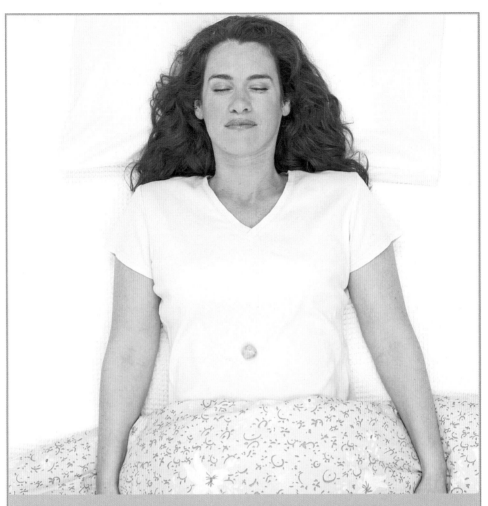

Meditación matutina

Deja tu cristal junto a tu cama. En cuanto te despiertes, tómalo y póntelo sobre el plexo solar (véanse páginas 82-83). Cierra los ojos y concéntrate en la energía sanadora que emana de la piedra y se extiende por tu cuerpo. Imagina el color de tu cristal como un cálido resplandor que te baña desde la cabeza a la punta de los pies. Imagina que este resplandor llena el aire que te rodea y quédate flotando en él durante un rato. Cuando estés listo, abre los ojos y comienza el día.

ELECCIÓN DE LOS CRISTALES

El proceso de elaboración de tu equipo de cristales debe ser algo divertido y no demasiado caro. En primer lugar, debes echar un vistazo a aquellos cristales que ya poseas. Esto significa mirar tu joyero. Algunas personas que ejercen con cristales afirman que aquellos que tienen agujeros no funcionan; pero no parece que sea verdad. Probablemente te sorprenderás de la cantidad de cristales que tienes en casa. Intenta identificarlos. Si no eres capaz de hacerlo, consulta a un experto.

A continuación, comprueba si alguno de los cristales que ya posees te resulta útil. Puede que te sorprendas al ver que ya llevas uno puesto —un diamante, quizá— que cumple una función. Los cristales que ya posees tienen un gran poder porque están imbuidos de tu energía.

El siguiente paso es adquirir algo de cuarzo transparente. Dado que es la más versátil y útil de todas las piedras, deberás hacerte con cuarzo de distintas formas.

No te preocupes por buscar ejemplares raros; un conjunto de, digamos, cuatro cristales de cuarzo transparente de punta sen-

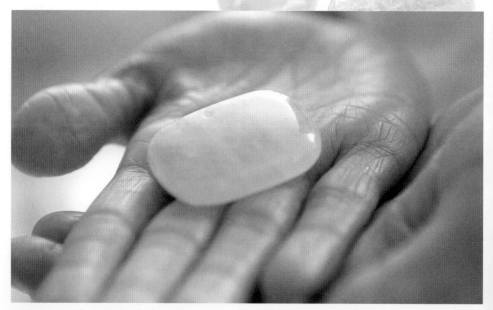

Debes sentirte cómodo con todos tus cristales. ¿Te producen buenas sensaciones cuando los sostienes en la palma de la mano?

Cristales de punta sencilla y de punta doble

Los cristales de punta sencilla, también conocidos como «puntas», se emplean para dirigir energía. Cuando desees extraer energía negativa del cuerpo, orienta las puntas hacia fuera. Para atraer energía positiva, oriéntalas hacia el sujeto. Los cristales de punta doble poseen dos puntas bien definidas, con lo que la energía se canaliza, irradia o absorbe en dos direcciones simultáneamente.

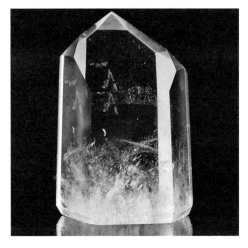

Cuarzo transparente.

cilla te será útil una y otra vez. De hecho, puede que compruebes que no necesitas nada más, pues las «puntas» canalizarán la energía hacia su extremo con mucha eficacia. Podrás utilizarlas para todo tipo de sanación —ya sea mental, emocional o física—, para limpiar otros cristales e incluso para feng shui.

Lo que debemos y no debemos hacer cuando compramos cristales

Debemos

- Tomarnos el tiempo necesario.
- Utilizar la intuición.
- Divertirnos.
- Tocar los cristales.
- Desviarnos.
- Estar preparados para abandonar aquellos cristales que no nos funcionen.

No debemos

- Dejarnos seducir por cristales grandes y relucientes.
- Tener la sensación de que, cuanto más paguemos por los cristales, mejores serán.
- Enloquecer con el talonario de cheques y comprar toda la tienda.
- Olvidar que siempre podemos volver en otro momento.

FORMAS Y VARIEDADES

Podemos encontrar cristales con todo tipo de formas y tamaños, desde grandes piedras en bruto hasta joyería finamente trabajada.

Cristales bastos o en bruto

Los cristales en estado natural (izquierda) poseen vibraciones poderosas que pueden cambiar la atmósfera de una habitación. Su energía es suave, natural y difusa.

Puntas o varas

Conocidas como cristales de punta sencilla o doble (izquierda). Comprueba si la punta es natural o artificial; algunos creen que las naturales son más efectivas.

Este tipo de cristal es un transmisor de energía y excelente para sanar.

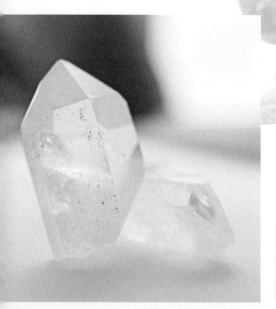

Ónice

Cuarzo transparente de punta sencilla.

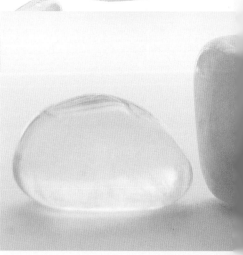

Cuarzo: transparente, rosa y ahumado.

Conglomerados y geodas

Producen gran cantidad de energía (derecha). Los conglomerados grandes o geodas (cavidades rellenas de cristal) poseen un efecto arrollador en espacios pequeños y producen una buena energía sanadora al imponerse sobre el cuerpo.

Piedras pulimentadas

Son cristales pulidos a máquina (debajo). Irradian la energía de forma más regular, por lo que son excelentes para imponer sobre el cuerpo o para llevar en el bolsillo.

Láminas

Revelan la belleza interior de la estructura de un cristal (derecha). En la sanación tradicional, si la forma que se revela corresponde con una parte concreta del cuerpo, el cristal es especialmente poderoso.

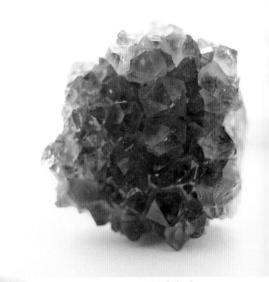

Amatista.

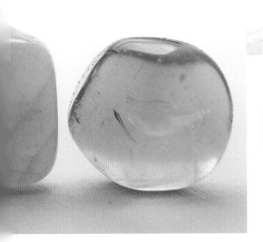

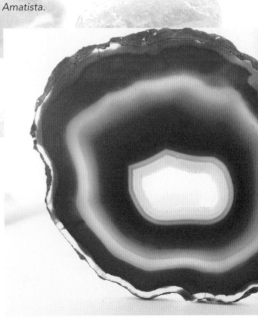

Ágata, teñida en malva.

EQUIPO DE CRISTALES PARA EMPEZAR

Empieza con unos cuantos cristales y aumenta tu colección gradualmente, sin prisa. La selección que te ofrecemos a continuación puede ser un buen principio, porque estos cristales responden a los problemas más frecuentes. Son fáciles de conseguir y, por regla general, tienen unos precios razonables y son versátiles. Pero no te sientas obligado a empezar con ellos. Si te ves irremediablemente atraído por otros cristales, cómpralos. Lo ideal es conseguir una selección más o menos equilibrada, y no un conjunto que ofrezca solamente un tipo de soluciones muy similares.

Ágata de lazo azul

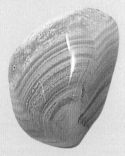

Equipo básico de cristales

Ágata (azul, gris, verde y marrón)
- Buena suerte y protección.
- Crecimiento, estabilidad y madurez.

Ágata de cinta azul
- Energía femenina.
- Armonía.

Ágata musgosa
- Buena mano para las plantas.
- Facilidad para hacer nuevos amigos.

Amatista (violeta)
- Armonía, iluminación y conexión con el espíritu.

- Sabiduría y tolerancia.
- Apropiada para meditar.

Cornalina (roja, naranja, amarilla y marrón)
- Valor y acción.
- Habilidad para terminar proyectos.
- Energía física.

Citrino (amarilla)
- Confianza, antidepresiva.
- Claridad mental, dinamismo e iniciativa.
- Buena digestión.

Cuarzo transparente
- Centra energía de todo tipo.
- Puede actuar como sustituto de cualquier otro cristal.
- Unos simples cristales de cuarzo transparente pulido están muy bien, pero te resultarán mucho más valiosas unas puntas de cuarzo.

Lapislázuli (azul oscuro)
- Sabiduría, amabilidad y amor.
- Protección contra energía negativa.
- Paz y armonía.

Malaquita (verde oscuro)

- Prosperidad, suerte con el dinero y apreciación sensual.
- Sanación de daños pasados.
- Estimula los sueños sanadores y revela anhelos del subconsciente.

Obsidiana (negra)

- Visión interior.
- Afirmación y protección contra influencias negativas.
- Elimina el dolor.

Peridoto (verde)

- Desintoxicación mental, emocional y física.
- Sanación.
- Se empleaba en la Edad Media para alejar a los espíritus malignos.

Jaspe rojo

- Valor.
- Hace poner los pies sobre la tierra.
- Fuerza física y energía sexual.
- Honestidad.
- Acelera la energía.
- La energía del jaspe amarillo es más tranquila; la del jaspe verde, más equilibrada.

Cuarzo rosa

- Amor.
- Amor y sanación para uno mismo.

Cuarzo ahumado (de gris pálido a marrón oscuro)

- Afirmación y protección contra la mala suerte.
- Elimina el dolor.

Sodalita

- Sabiduría y visión interior.
- Habilidades para escuchar y hablar.
- Organización.
- Contrarresta radiaciones perjudiciales.

Ojo de tigre

- Protección y afirmación.
- Confianza y sentido común.
- Ralentiza la energía.
- Bueno para empezar nuevos proyectos con los pies sobre la tierra.

Turquesa

- Protección, en especial contra aquellos que nos desean mal y en los viajes largos.
- Conexión con el espíritu.
- Elevación mental y espiritual.
- Es uno de los cristales más empleados para fabricar amuletos.

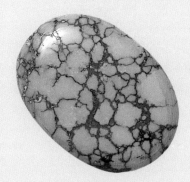

Turquesa

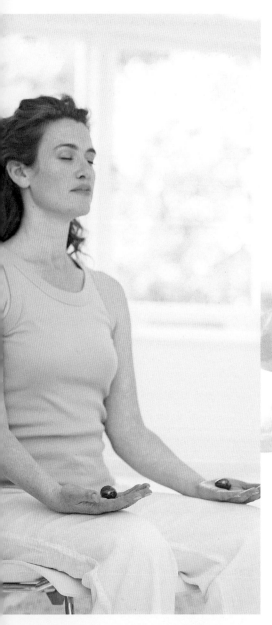

Los cristales empleados en esta ilustración son hematites.

ENRAIZAMIENTO

Últimamente se viene empleando el término *enraizamiento* con mucha frecuencia. Básicamente, lo que significa es seguir agarrado a la realidad manteniendo la conexión con la tierra. Siempre que te embarques en cualquier tipo de trabajo o sanación espiritual, es importante que te asegures de que te has enraizado al terminar. Puedes dar patadas contra el suelo o beber un vaso de agua. Cuando trabajes con cristales, utiliza siempre un cristal de enraizamiento como parte de tu equipo.

Muchos de nosotros, y en especial las personas sensibles, encontramos muy difícil permanecer enraizados todo el tiempo. Tenemos tendencia a soñar despiertos o a dejar que nuestra mente divague, cuando deberíamos estar centrados en lo que tenemos entre manos. Esto se ve favorecido por el ritmo estresante de la vida moderna.

El simple hecho de llevar uno de los cristales de enraizamiento en el bolsillo puede obrar maravillas.

Puede que necesites trabajar el enraizamiento si:

- Tus relaciones no duran.
- Tu profesión no es más que un trabajo.

- No eres capaz de tomar decisiones y tienes dificultades para centrarte en el proyecto que actualmente estás desarrollando.
- Saltas de capricho en capricho.
- En tu actividad cotidiana, te pasas el día soñando despierto.
- A menudo te sientes como si estuvieras flotando.
- Con bastante frecuencia sientes que te dejas llevar.
- Sueles atraer a los parásitos emocionales.

Ejercicio para favorecer el enraizamiento

En un principio, tómate tiempo para practicar este ejercicio. Una vez que te habitúes a él, solo te llevará un par de minutos sentirte enraizado. Puede que, literalmente, sientas una especie de energía muy agradable que tira de ti hacia abajo.

- Siéntate en un sitio cómodo donde nadie te vaya a molestar.
- Sujeta un cristal de enraizamiento con cada mano y deja que estas descansen suavemente sobre tus muslos.
- Cierra los ojos y céntrate en tu respiración. Observa cómo el aire entra y sale suavemente por los agujeros de tu nariz.
- Con cada exhalación, imagina que tu mente se va vaciando de pensamientos e ideas. Con cada inhalación, imagina una luz clara que barre a través de tu cuerpo y te aporta energía limpia y nueva.
- Cuando sientas que te has refrescado, percibe la energía de los cristales que tienes en las manos. Siente cómo fluye, subiendo por tus brazos, y te llena el torso. Siente cómo baja, fluyendo por tu cuerpo y a través de tu columna hacia el suelo. Siente cómo fluye por cada una de tus piernas y baja a través las plantas de tus pies. Imagina que esta energía se enraíza en la tierra, conectándote como si fueras un árbol. Si eres bueno visualizando, imagina cómo crecen tus raíces.
- Ya estás totalmente enraizado. Cuando estés listo, abre los ojos y continúa con tu trabajo de cristales.

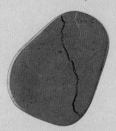

Jaspe rojo

PRUEBA TUS CRISTALES

Puedes comprobar tu reacción a algún cristal en concreto mediante la kinesiología. Es posible que ya hayas oído hablar de ella en relación con las alergias alimentarias. Necesitas un compañero con el que trabajar, pero es la forma más clara de comprobar tu reacción hacia los muchos cristales que están a tu disposición.

Esta técnica se denomina prueba de los músculos, porque se basa en comprobar la fortaleza o debilidad de estos en tu brazo derecho. Un cristal que concuerde contigo fortalecerá tus músculos o no tendrá ningún efecto sobre ellos, mientras que otro que drene tu energía los debilitará.

La prueba
1. De pie, erguido pero cómodo, estira el brazo derecho horizontalmente a la altura del hombro. Debes mantenerlo flexible, pero no flojo.
2. Con la palma de su mano derecha, tu compañero deberá empujar tu brazo hacia abajo para comprobar cuánta resistencia encuentra. Esto le dará una idea de tu resistencia natural a ser empujado.
3. Sujeta en tu mano izquierda el cristal que deseas probar, a la altura de tu cintura. Dale un poco de tiempo para que se caliente.

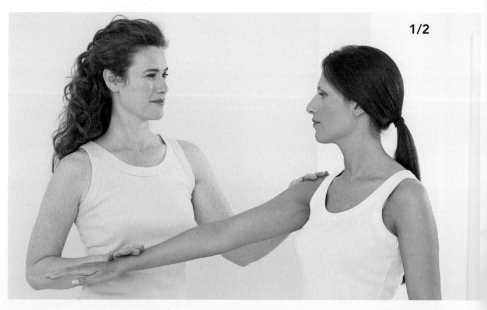

1/2

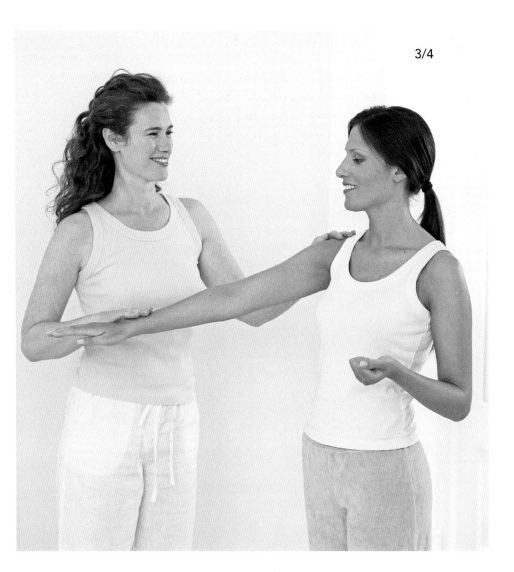

4. Cuando estés preparado, vuelve a extender el brazo derecho y deja que tu compañero lo empuje suavemente hacia abajo, del mismo modo que lo hizo la vez anterior. Si encuentra más resistencia que antes, interpreta esta reacción como un «sí» del cristal. Puede que tu brazo incluso bote un poco hacia arriba cuando tu compañero lo suelte. Por el contrario, si tienes la sensación de que tu brazo se ha vuelto ahora más relajado, eso significará claramente un «no».

CÓMO CUIDAR TUS CRISTALES

Los cristales que tienes son un regalo maravilloso y de ti depende cuidarlos y mantenerlos en las mejores condiciones. Esto significa guardarlos siempre en un sitio razonable, ajustar su programación siempre que sea necesario y limpiarlos.

CUIDADO DE LOS CRISTALES

Ahora que ya has elegido tus cristales, debes cuidarlos muy bien. Son como amigos sabios y valiosos que merecen ser tratados con respeto.

Los cristales más blandos y aquellos que tienen formas raras —como las puntas y los conglomerados— pueden ser bastante frágiles. Para evitar que se estropeen, envuelve cada uno por separado en un pañuelo de seda. También puedes buscar

el sitio más adecuado para cada uno de ellos en tu casa o en la oficina: encima de tu mesa de trabajo, en la mesilla de noche o formando parte de un arreglo de plantas cerca de tu silla preferida.

Las piedras naturales más duras pueden arañar a las más blandas si están todas juntas en una bolsa, pero las piedras pulidas suelen ser más resistentes. Una colección de piedras pulidas pequeñas se puede guardar sin problemas en una bolsa o en un saquito de seda.

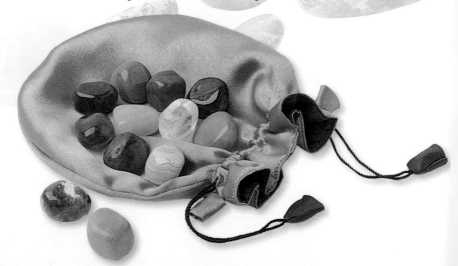

Las piedras pulidas pueden guardarse en un saquito de seda.

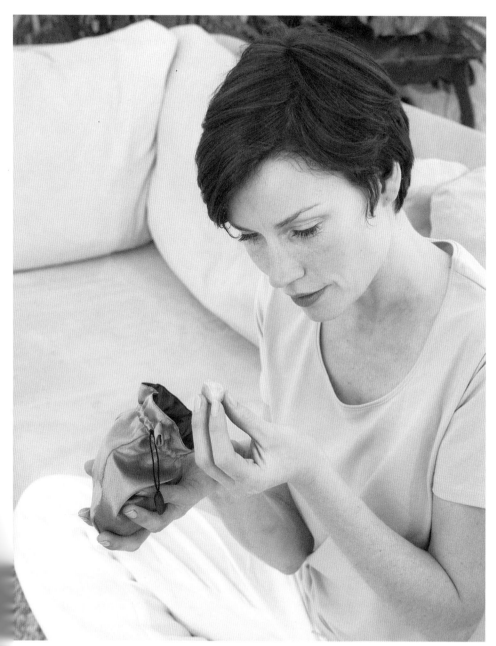

Examina los cristales desde todos los ángulos y presta mucha atención a los sentimientos que te provoquen.

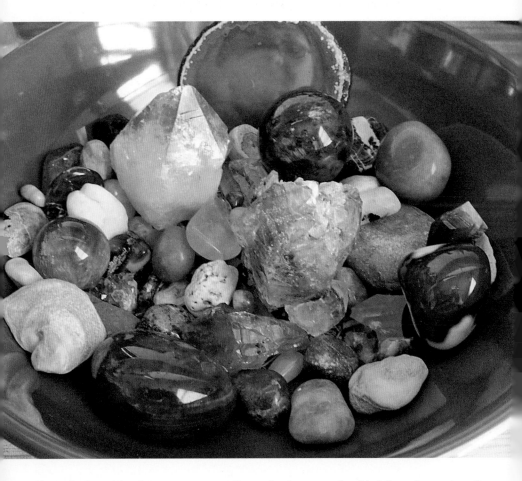

El surtido de cristales de este cuenco necesita una limpieza en profundidad. Para ello puedes utilizar agua, humo de salvia, sal gema o sal marina, e incluso la luz del sol. Tú decides (véanse las tres páginas siguientes). Algunas personas añaden esencia de romero al agua que emplean para limpiar los cristales, pues se cree que esta planta extrae la energía negativa.

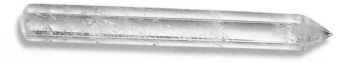

Hermosísimo cristal de cuarzo de punta única perfectamente limpio.

LIMPIEZA DE UN CRISTAL

Cuando los sanadores con cristales hablan de limpiar una piedra, quieren decir mucho más que eliminar cualquier tipo de suciedad. Lo que se hace es limpiar la energía del cristal y ayudar a que su vibración única resuene con más efectividad.

Siempre que adquieras un cristal, debes limpiarlo en profundidad. Esto es especialmente importante si lo compraste en una tienda o si anteriormente lo había utilizado otra persona. El primer paso debería ser un buen lavado con agua jabonosa, para eliminar todo rastro de grasa y suciedad acumulada. La única excepción la constituyen los cristales que hayas encontrado tú mismo en su medio original (en la cuenca de un río o en la tierra, por ejemplo). Si estamos ante este último caso, puede que desees conservar las vibraciones de su lugar de origen. Si tienes la posibilidad de volver al emplazamiento original del cristal de vez en cuando, quizá te apetezca llevártelo para que se refresque un poco.

AGUA CORRIENTE

Poner un cristal bajo el agua del grifo es suficiente para refrescarlo. Puedes mantener el cristal en tu mano, o colocarlo en un receptáculo de cristal, y dejar que el agua corra por encima de él. Otra posibilidad es bañarlo en agua mezclada con sal o sumergirlo en una corriente de agua natural: un arroyo, una cascada o el mar. Mientras el agua fluye sobre tu cristal, piensa que toda la energía negativa se está limpiando y que tu cristal está recargándose de energía positiva. La halita y la selenita son hidrosolubles, así que esta solución no es apropiada para ellas.

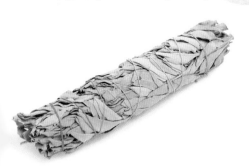

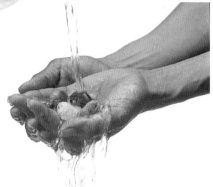

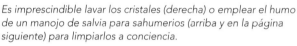

Es imprescindible lavar los cristales (derecha) o emplear el humo de un manojo de salvia para sahumerios (arriba y en la página siguiente) para limpiarlos a conciencia.

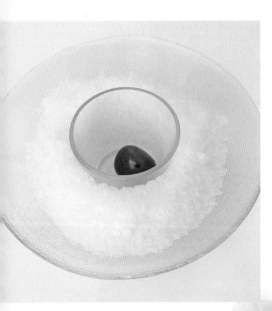

Hematites limpiándose en sal gema.

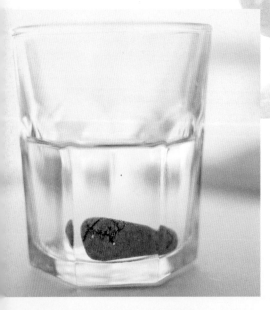

Rodonita limpiándose en agua salada.

SAL MARINA O SAL GEMA

La sal puede ser muy perjudicial para algunos cristales. El ópalo, por ejemplo, se estropea si entra en contacto con la sal. Sin embargo, es buen agente limpiador. Para poder utilizar la energía de la sal sin que esta afecte al cristal, coloca la pieza en un bol de cristal y hunde el bol en la sal. Déjalo durante un día o más.

AGUA DE MAR O SALADA

El agua de mar es un fantástico agente limpiador, especialmente si posees un cristal que sientes que está muy deteriorado. Si no puedes hacerte con agua de mar, prueba agua mineral mezclada con sal marina. Sé generoso con la sal y deja el cristal en el agua toda la noche. Algunos sanadores aconsejan colocar el recipiente a la luz de la luna llena.

LUZ SOLAR

Dejar el cristal al sol también le dará energía. Es especialmente útil para los que ya tienen energía solar, como el citrino, el rubí o la piedra del sol. Pero no para la amatista, el cuarzo rosa y la turquesa, que a veces, se decoloran con el sol.

HUMO

Los nativos americanos limpiaban sus cristales con humo de salvia blanca o artemisa. Es relativamente fácil conseguir salvia para

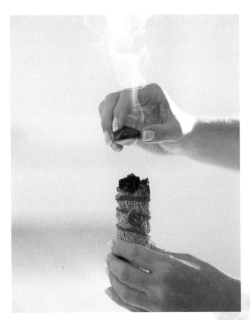

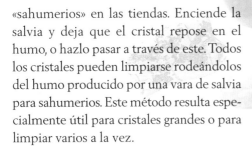

Salvia humeante y piedra de sodalita.

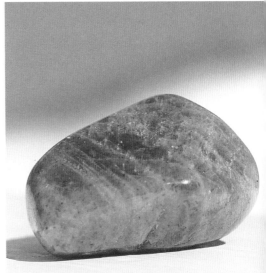

Piedra de sol disfrutando de la luz solar directa.

«sahumerios» en las tiendas. Enciende la salvia y deja que el cristal repose en el humo, o hazlo pasar a través de este. Todos los cristales pueden limpiarse rodeándolos del humo producido por una vara de salvia para sahumerios. Este método resulta especialmente útil para cristales grandes o para limpiar varios a la vez.

LUZ DE LUNA

Otra forma de limpiar un cristal es bañarlo en luz de luna durante unas horas. Ponlo en el alféizar de la ventana o en el jardín para que la luz lunar extraiga las impurezas y recargue su energía.

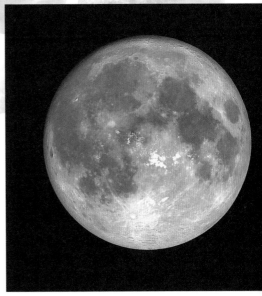

La luz de la luna es un limpiador de cristales muy eficaz.

RECARGA TUS CRISTALES

Después de limpiar un cristal por primera vez, puedes cargarlo para que cumpla una tarea específica. Sostenlo entre las manos y concéntrate en el propósito para el que quieres utilizarlo. Por ejemplo, puedes decir para tus adentros o en voz alta: «Dedico este cristal a la sanación» o «Dedico este cristal a atraer más amor a mi vida».

Si no estás seguro de cómo vas a utilizar un cristal, puedes dedicarlo a un propósito positivo general, como «para el mayor bien de todos». Si tienes un cristal nuevo, quizá te apetezca repetir este proceso unas cuantas veces.

PIEDRA GRANDE

Dejar un cristal en el nido de un conglomerado de cristales puede ser útil para reajustar sus vibraciones, pero asegúrate antes de que este esté en condiciones.

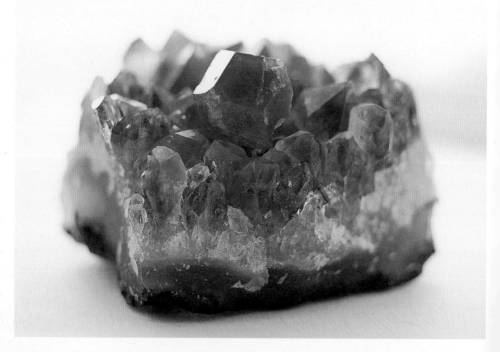

Conglomerado de amatista con un granate frambuesa.

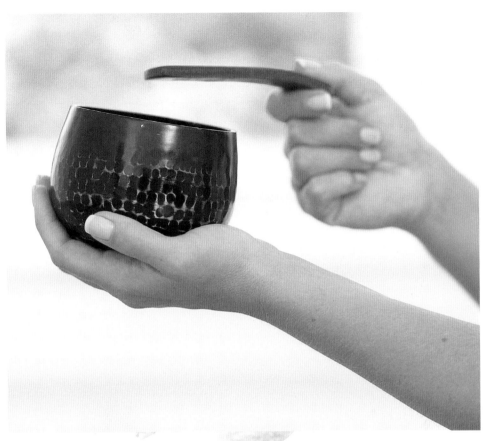

Las vibraciones sonoras claras son otra forma de recargar los cristales.

Los conglomerados de amatista y cuarzo son los preferidos para este método de limpieza. Un conjunto de cristales de cuarzo transparente de punta sencilla señalando hacia dentro en círculo alrededor del cristal que queremos limpiar también funciona.

SONIDO

Las vibraciones sonoras claras son una manera excelente de sintonizar un cristal. Un cuenco cantarín limpiará un grupo de cristales en unos minutos. Simplemente, coloca los cristales en el cuenco, golpéalo y deja que la nota resuene a través de las piedras. Puedes hacer lo mismo con un diapasón, sujetándolo junto a un cristal. En teoría, cualquier persona con buena voz podría ser capaz de purificar un cristal manteniendo una única nota pura. Esta puede ser también una buena forma de personalizar realmente tu colección.

SINTONIZACIÓN Y PROGRAMACIÓN
DE LOS CRISTALES

Todo cristal emite una sutil vibración electromagnética y cada uno es independiente de los demás. Como el retículo de cada cristal forma una estructura simple, las vibraciones son especialmente puras y consistentes. Quizá sea esto lo que les otorga sus especiales y únicas propiedades sanadoras. Esta característica es algo que debes recordar cuando empieces a programar tus cristales.

ELIGE EL CRISTAL APROPIADO

En primer lugar, asegúrate de que el propósito que has elegido para el cristal en concreto que vas a programar sea adecuado: un ópalo de fuego, por ejemplo, no tiene muchas probabilidades de resultar el mejor cristal para calmar una situación, y toda la fuerza de voluntad del mundo no hará que un ágata te convierta en un guerrero.

TEN CLARO TU PROPÓSITO

A continuación, reflexiona sobre el propósito exacto que tienes en la mente para este cristal. Cuanto más clara resulte tu intención, más efectiva será la programación.

Intenta pensar una frase concreta que resuma lo que deseas hacer con él. Por ejemplo: «Deseo favorecer la armonía de la familia» o «Quiero que este cristal favorezca la comunicación abierta».

Luego, toma el cristal con la mano izquierda y siente su calor contra tu piel. Intenta percibir la nota única de la vibración emitida por la piedra. Piensa en lo que sientes.

Comprueba si el propósito que tenías en tu mente para el cristal se ajusta a él.

DI TU FRASE

Pronuncia tu frase en voz alta, ya que la voz es siempre más efectiva que el pensamiento. Si te da vergüenza, sencillamente repite la frase mentalmente.

Quizá tengas que repetir este proceso varias veces, pero comprobarás que, cuanto más emplees la frase que resume su propósito especial, más eficaz se volverá.

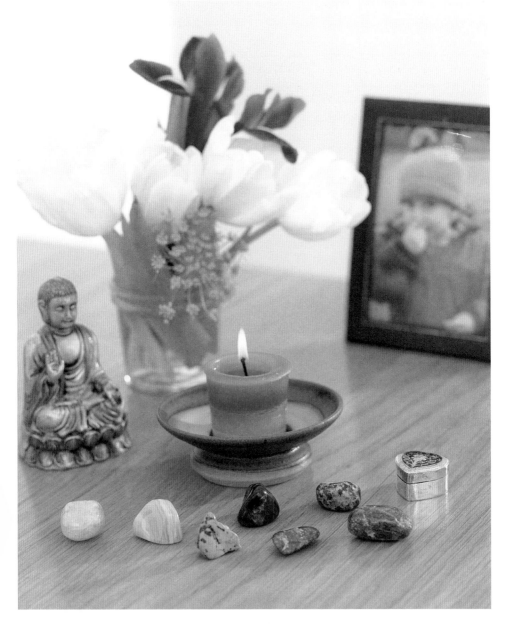

El arte de utilizar los cristales de manera eficaz se basa en asegurarnos de que están correctamente programados y sintonizados con tus necesidades y propósitos personales exactos.

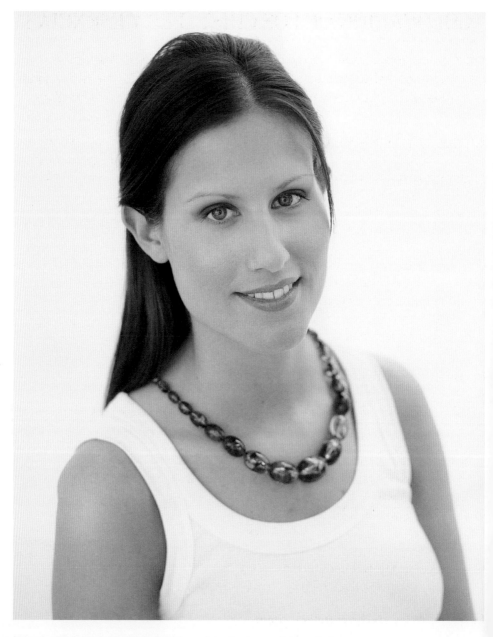

Cuando tengas tus cristales recargados y sintonizados, recárgate tú misma poniéndotelos como piezas de joyería.

COLOCACIÓN DE LOS CRISTALES Y ESENCIAS

Estas indicaciones sobre dónde poner los cristales y cómo llevarlos y transportarlos, así como sobre el uso de las esencias de gema, te ayudarán a obtener el máximo beneficio de los ejercicios contenidos en este libro.

COLOCACIÓN EN EL CUERPO

En muchos ejercicios con cristales se indica que debes colocarlos sobre los puntos de los chakras o alrededor del cuerpo. Resultan más efectivos si estás relajado y sin que nadie te interrumpa, así que cierra la puerta de tu habitación, apaga el teléfono y date permiso para centrarte solo en ti. Prepara un lugar en el que te resulte cómodo tumbarte en el suelo, sobre una esterilla de yoga o sobre una manta doblada.

COLOCACIÓN EN TU ENTORNO

Los cristales grandes aportan equilibrio y belleza a tu hogar o a tu oficina. Colócalos en cualquier habitación en la que pases bastante tiempo, como el dormitorio, el despacho o el salón. Asegúrate de que los cristales que tengas expuestos estén limpios. Para ello, quítales el polvo regularmente con un paño suave o un plumero.

CRISTALES QUE TE PONES O QUE LLEVAS CONTIGO

Las piezas de joyería con cristales —como colgantes, anillos o pendientes— te aportan una energía continuada todo el día.

Prueba también a llevar en el bolsillo o en el bolso un cristal con el que estés trabajando, metido en una bolsita de seda.

ESENCIAS DE GEMA

Estas producen un efecto de sanación suave. Pueden frotarse sobre la afección, verterse en el agua del baño o pulverizarse por la habitación.

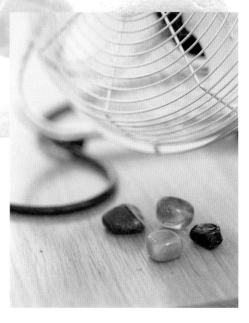

Si colocas cristales variados por todo tu hogar, le estarás aportando vida y energía.

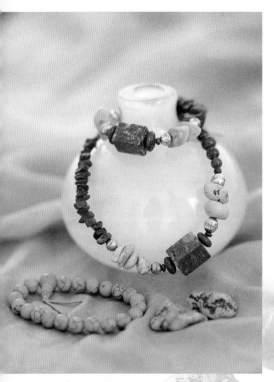

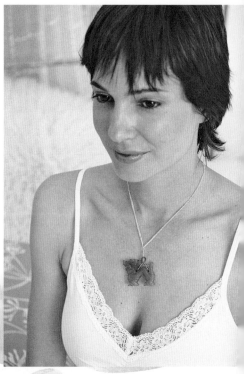

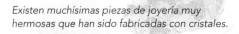

Existen muchísimas piezas de joyería muy hermosas que han sido fabricadas con cristales.

Llevar todo tipo de joyas con cristales aporta equilibrio y energía a tu vida.

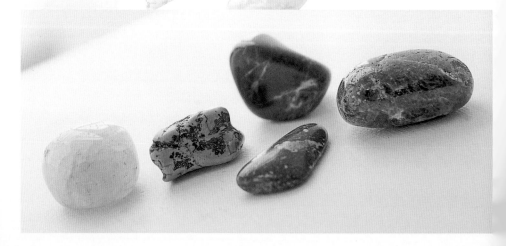

Cómo preparar una esencia de gema sencilla

1 Coloca un cristal limpio que pueda sumergirse en agua en un cuenco de vidrio limpio lleno de agua mineral (si el cristal no puede sumergirse en agua, introdúcelo en un cuenco pequeño de vidrio y coloca el cuenco pequeño dentro del cuenco mayor lleno de agua).

2 Coloca el cuenco en un lugar en el que pueda estar al sol durante varias horas.

3 Retira el cristal y vierte la esencia en una botella de vidrio con tapón hermético. Para que te dure más de una semana puedes duplicar el volumen de líquido añadiéndole alcohol o vodka como conservante.

4 Etiqueta las esencias con el nombre del cristal y la fecha de elaboración. Guárdalas en un lugar fresco y oscuro.

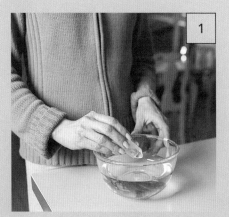

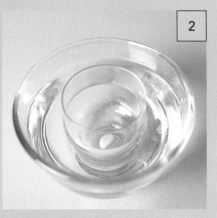

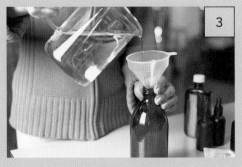

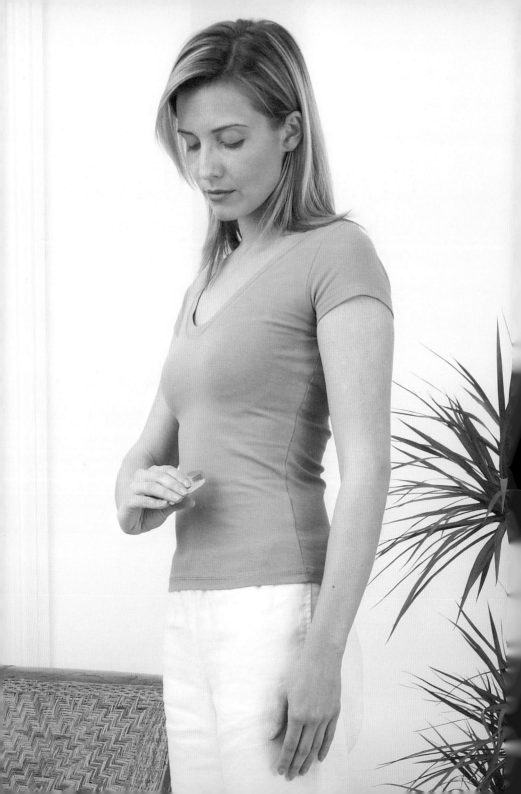

COMPRENDER LA SANACIÓN CON CRISTALES

Sanarse a uno mismo es un proceso totalmente personal. El primer paso para conseguirlo es la consciencia. Debes entrenarte para escuchar los mensajes que te envía tu cuerpo y utilizar tu intuición para averiguar qué es lo que necesita. A veces, aunque estés experimentando un síntoma físico como un dolor de cabeza o molestias digestivas, la causa subyacente puede ser una combinación de factores físicos, emocionales e incluso espirituales. El trabajo con cristales te ofrece la oportunidad de sintonizarte con lo que está sucediendo en todos esos niveles y de estimular la capacidad natural del cuerpo para curarse.

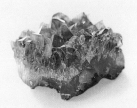

LOS CRISTALES Y EL CUERPO

Aunque tenemos la impresión de que la sanación con cristales es algo muy moderno, lo cierto es que se trata de una práctica muy antigua. Los primeros registros de sanación con cristales proceden del antiguo Egipto. El Papiro Ebers (1550 a.C.) muestra remedios para muchas enfermedades y enumera los usos medicinales de varias gemas. También los registros ayurvédicos de la India y de la medicina tradicional china, de hace unos cinco mil años, mencionan la sanación con cristales. Los chamanes indígenas americanos utilizaban arena coloreada con gemas molidas en sus rituales de sanación.

ENERGÍA

La teoría que respalda la sanación con cristales es muy sencilla. Además de sus partes físicas, el cuerpo posee un sistema energético. Los métodos tradicionales de sanación se centran en regular el flujo de energía por los chakras y canales que unen las distintas partes de la anatomía. Es muy fácil experimentar los efectos de este flujo energético. Los días en los que tienes un nivel elevado de energía, te resulta fácil hacer las cosas, pero cuando tu energía está bloqueada, te sientes cansado o confuso.

Cuando estás enfermo, algún aspecto de la energía de tu cuerpo está desequilibrado. La enfermedad puede ser una llamada del organismo, que te está pidiendo que centres tu atención sobre algún asunto que llevas demasiado tiempo ignorando. Centrar tu conciencia sobre tu estado te estimula a tomar mejores decisiones en tu estilo de vida y a afrontar tanto los síntomas como sus causas subyacentes.

EL EFECTO DE LOS CRISTALES

Los cristales son unos transmisores de energía fabulosos. Su estructura cristalina ampli-

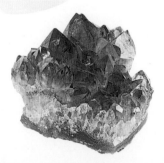

La amatista es un ejemplo excelente de un cristal con buenas propiedades generales de sanación.

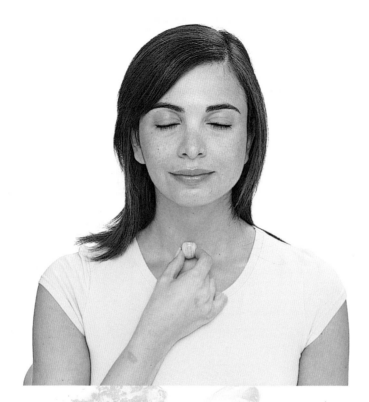

Las piedras azules, como el ágata y la calcedonia, son buenas para sanar los problemas de los chakras superiores.

fica tus intenciones de sanación y restaura y reequilibra la energía del cuerpo eliminando bloqueos, extrayendo el exceso de energía y apuntalando las zonas de debilidad. La sanación con cristales no sustituye a la atención médica tradicional, pero puede apoyarla de muchas formas muy prácticas. Te permite asumir la responsabilidad de tu salud utilizando métodos sencillos y naturales en los que puedes creer.

La tabla de sanación con cristales de las páginas 70-71 muestra que el vínculo que existe entre un cristal concreto y un problema de salud suele basarse en el color del cristal y en su frecuencia de vibración, o en su sutil campo electromagnético. Los cristales con vibraciones más bajas (los de color rojo, naranja o amarillo) curan trastornos relacionados con los chakras inferiores, mientras que los que tienen una vibración más elevada (los de color verde, azul, añil o violeta) son más efectivos para los trastornos de los chakras superiores.

CÓMO UTILIZAR LA TABLA DE SANACIÓN

A lo largo de este capítulo encontrarás instrucciones sobre cómo utilizar los cristales de sanación. De todas formas, esta tabla puede ayudarte a elegir el cristal más apropiado de una forma rápida y fácil. Si deseas usar la energía

CHAKRA	PARTES DEL CUERPO RELACIONADAS	POSIBLES PROBLEMAS DE SALUD
BASE	Pelvis, huesos, piernas, tobillos y pies, caderas y recto, sistema inmunitario	Ciática, venas varicosas, dolor pélvico, tumores rectales, hemorroides, problemas en las caderas, rodillas, tobillos y pies
SACRO	Órganos sexuales, intestino grueso, riñones, vejiga, apéndice, parte inferior de la columna vertebral	Dolor lumbar, tensión premenstrual, infertilidad, impotencia, infecciones urinarias, apendicitis, cálculos renales
PLEXO SOLAR	Estómago, hígado, bazo, vesícula biliar, páncreas, intestino delgado, zona media de la columna vertebral	Úlceras, cáncer de colon, diabetes, indigestión, trastornos alimentarios, hepatitis, cálculos biliares, estreñimiento, diarrea
CORAZÓN	Corazón y aparato circulatorio, costillas, pecho, pulmones, hombros y brazos, senos, parte superior de la columna vertebral	Hipertensión arterial, enfermedades cardiacas, bronquitis, asma, neumonía, problemas en los hombros, cáncer de mama
GARGANTA	Garganta, cuello, boca, piezas dentales, encías, mandíbula, tiroides, vértebras cervicales, esófago	Dolor de garganta, laringitis, resfriados frecuentes, enfermedades periodontales, problemas dentales, inflamación de los ganglios, rigidez en el cuello
TERCER OJO	Cerebro, sistema nervioso central, ojos, oídos, nariz, senos paranasales, glándula pituitaria, glándula pineal	Epilepsia, problemas oculares, sinusitis, dolor de cabeza, migraña, ictus, sordera, insomnio, pesadillas
CORONA	Sistemas que abarcan todo el cuerpo: sistema óseo, sistema muscular, piel, sistema neurológico	Agotamiento crónico sin causa física, enfermedades de la piel, enfermedades medioambientales, neurosis, enfermedades mentales

cristalina para aliviar un trastorno físico, emocional o espiritual relacionado con un chakra concreto, coloca uno de los cristales indicados sobre ese chakra y déjalo actuar durante 20 minutos mientras te relajas en silencio.

COLORES DE LOS CRISTALES	CRISTALES ÚTILES
Rojo, rojo oscuro, rojo verdoso, rojo marronoso, negro rojizo	Cuarzo ahumado, granate, heliotropo, rubí, jaspe rojo, berilo rojo, calcita roja, ágata roja
Naranja, rojo anaranjado, amarillo anaranjado, marrón anaranjado, melocotón	Cornalina, calcita naranja, citrino, cuarzo anaranjado, ópalo de fuego, aragonita naranja, piedra de luna
Amarillo dorado, amarillo limón, color miel, dorado	Ámbar, jaspe amarillo, turmalina amarilla, topacio dorado, ojo de tigre, citrino, cuarzo rutilado, calcita amarilla, piedra de sol
Rosa pálido, rosa vivo, verde pálido, verde esmeralda, verde vivo, verde oliva	Cuarzo rosa, turmalina rosa, crisoprasa, damburita rosa, olivino, fluorita verde, aventurina verde, citrino verde, jade
Azul turquesa, azul claro, azul verdoso, azul brillante, azul celeste, azul marino	Turquesa, lapislázuli, aguamarina, ágata de lazo azul, celestita, zafiro azul, sodalita, aqua aura
Morado oscuro, azul morado, lavanda oscuro	Amatista, iolita, azurita, fluorita morada, kuncita lila, obsidiana azul eléctrico, sutilita, calcedonia azul
Lila claro, lavanda, violeta, transparente, blanco nieve, traslúcido	Jaspe morado, zafiro morado, damburita lila, labradorita (espectralita), cuarzo transparente, apofilita, diamante

LA SANACIÓN CON CRISTALES

El proceso de imposición de cristales sobre el cuerpo, o alrededor de este, con el propósito de sanar es completamente intuitivo, pero existen ciertos principios que deben tenerse en cuenta siempre que se emplee esta técnica. Cuando se trabaja con cristales para sanación, lo que se pretende es atraer o expulsar energía positiva o negativa. El cristal proporciona el tipo concreto de energía que se necesita para lograrlo, y el lugar en el que este se coloca determina dónde se concentrará dicha energía.

Es cuestión de sentido común decidir si tu necesidad principal es expulsar energía negativa o absorber energía positiva, aunque, por regla general, la sanación requiere una combinación de ambas cosas. Por ejemplo, si estás tratando una depresión, necesitarás drenar los sentimientos negativos de falta de valor, pero deberás reemplazarlos por otros de alegría y entusiasmo.

Los cristales de punta sencilla o punta doble son especialmente efectivos a la hora de dirigir energía hacia el cuerpo o de extraerla de él. Si deseas utilizar un único cristal sanador, un cuarzo transparente de punta sencilla o punta doble puede ser más que suficiente.

TRABAJO CON COMPAÑEROS

Quizá descubras que, cuando trabajas junto con otra persona, consigues mejores resultados. Uno de vosotros actúa como sanador y el otro como paciente. No todo el mundo

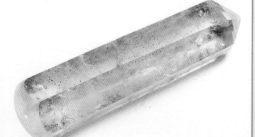

Varas
Muchos cristales tienen la forma de una vara. Esta forma puede ser natural o artificial. Se dice que las varas son especialmente efectivas para enfocar y dirigir la energía como si fuera un rayo láser. La vara más versátil es el cristal de cuarzo.

puede sanar y, en ocasiones, resulta sorprendente descubrir quién tiene ese don.

Es imprescindible tomar ciertas precauciones para poder hacer frente a las poderosas energías que encontrarás durante una sesión de sanación. Tanto el sanador como el paciente deben asegurarse de que se encuentran bien enraizados (véase «Enraizamiento», páginas 48-49) y de que se sienten centrados y tranquilos antes de empezar la sesión. El sanador debe contemplar a ambos únicamente como un canal para la energía, es decir, la mente y las emociones deben estar lo más neutras posibles. Si te implicas emocionalmente demasiado en la sesión, puede que todo salga mal.

La mayoría de los sanadores sienten como una luz que les cae sobre la cabeza, recorre su cuerpo y sale por sus manos, mientras trabajan. Para conseguirlo, es necesario meditar previamente, concentrándose en abrir el chakra corona (véanse páginas 82-83) y permitir que la energía fluya hacia el interior del cuerpo. Es posible que esta energía no empiece a fluir hasta que haya comenzado la sesión. Para una persona experimentada, este proceso puede durar solo un instante.

Es fundamental no retener ni absorber energía negativa del paciente. Cuando hayas finalizado la sesión, asegúrate de realizar una visualización de enraizamiento que expulse la energía negativa. Intenta visualizar

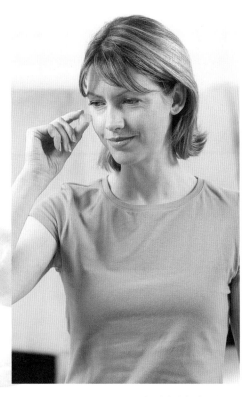

Si sientes que existen áreas de debilidad en la membrana exterior de tu aura, prueba a tomar un cristal o una vara de fluorita y acariciar con ella las zonas de tu aura que necesitan sanación. Hazlo de pie y, a continuación, concéntrate en tu aura y medita sobre ella.

una cuerda roja que salga de tus pies y te conecte con el centro de la tierra. Canaliza toda la energía dañina por la cuerda e imagínala como si fuese basura negra. Cuando la cuerda vuelva a tener su color rojo rubí, habrás descargado toda esa energía.

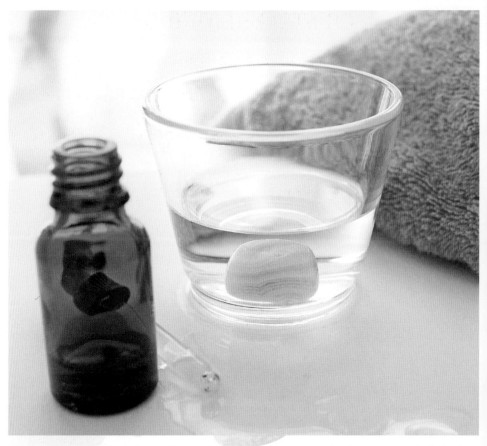

El ágata de cinta azul (en la ilustración superior), tradicionalmente empleada por sus propiedades de sanación, limpieza y neutralización, también se utiliza como un buen elixir para los ojos en casos de tensión ocular o dolor.

Cristales que no deben usarse en elixires:

Algunos cristales contienen sustancias tóxicas, por lo que debes asegurarte de que tu cristal es seguro. Los siguientes no funcionan bien como elixires:

- Halita.
- Selenita.
- Lapislázuli.
- Malaquita.
- Turquesa.

CRISTALES LÍQUIDOS

Los elixires de gema o cristal son fáciles de preparar y puede que descubras que son una forma muy eficaz de absorber las vibraciones de un cristal en concreto. Puedes ingerirlos, verter una cantidad mínima sobre el punto afectado o añadirlos al agua del baño Algunos astrólogos ayurvedas prescriben elixires regularmente como un tipo de remedio gemológico. Pruébalos y comprueba si sientes algún efecto.

PREPARACIÓN DE UN ELIXIR

Coloca el cristal en un vaso lleno de agua mineral o de manantial y déjalo al sol durante todas las horas de luz solar de un día completo. Retira el cristal y vierte el elixir en una botella de cristal oscuro con cierre hermético.

Aplica siete gotas del elixir sobre el punto afectado tres veces al día, o añade un chorro al agua del baño. Otra posibilidad es diluir las siete gotas de elixir en un vaso de agua; asegúrate de que tu cristal no sea tóxico.

BÁÑATE EN CRISTALES

Una manera deliciosa de absorber las vibraciones de un cristal es tomar un baño con cristales. Pon tu cristal debajo del grifo mientras llenas la bañera, introdúcete en el agua, cierra los ojos y relájate. Intenta meditar un poco, aclarando tu mente y permitiendo que la energía del cristal fluya a tu alrededor y a través de tu cuerpo.

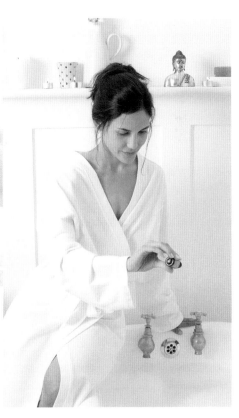

Algunas personas tienen fe ciega en los efectos de los elixires de cristales en el agua del baño. Pruébalos por ti mismo y comprueba si te funcionan.

TRABAJA CON EL COLOR

Muchas de las teorías acerca de la forma en que nos afectan los cristales están basadas en su colorido. Por esta razón, una buena comprensión del color te ayudará a dar sentido a todo ello. Por tanto, si deseas seguir experimentando con cristales, es importante que comprendas los efectos del color sobre ti y sobre cualquier persona con la que llegues a trabajar.

Llegar a comprender la influencia de los diferentes colores aumentará tremendamente tus poderes de sanación y te ayudará a tomar decisiones precisas en lo que respecta a los cristales que debes emplear.

Recuerda que los terapeutas del color han descubierto que, si bien pueden existir algunas normas generales con respecto a los colores, cada persona tiene una reacción individual.

Los colores tienen significados que se solapan. Por ejemplo, el azul favorece la expresión de uno mismo, y con ello la comunicación, mientras que el amarillo ayuda a una interacción más general con otras personas. Debes emplear tu sentido común para decidir si te concentras en un solo color o en varios diferentes en cada momento.

Además de tener en cuenta el color a la hora de elegir qué cristales vas a emplear en una sanación, prueba a tumbarte sobre un tejido de un color concreto cuando estés practicando una terapia. A medida que desarrolles tu colección de cristales, procura tener al menos dos de cada gama de color, porque puede que descubras que existen ciertos cristales que funcionan de modo más eficaz para problemas específicos.

Equipo básico de colores de los cristales

Color	Cristales de muestra
Rojo	Cornalina, jaspe rojo.
Rosa	Cuarzo rosa, turmalina rosa, rodocrosita.
Naranja	Ámbar, citrino.
Amarillo	Ágata, jaspe amarillo, ámbar, citrino.
Verde	Aventurina, malaquita, ágata musgosa.
Azul	Ágata de cinta azul, turquesa, lapislázuli, sodalita.
Violeta	Amatista, fluorita, alejandrita.
Negro/Marrón	Obsidiana, ónice, cuarzo ahumado, ojo de tigre.
Blanco/Incoloro	Cuarzo, ópalo, piedra de luna.

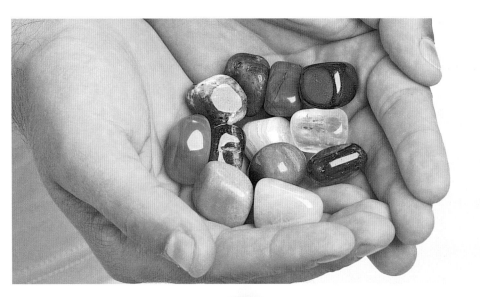

Los efectos del color

Blanco: Purificación, limpieza, iluminación, clarificación y neutralización.

Rojo: Físicamente estimulante, sexualmente excitante; favorece la acción, la energía, la lujuria, la pasión y la fuerza.

Rosa: Simpatía, amor y armonía.

Naranja: Estímulo creativo; favorece el gozo de vivir y una sensación de bienestar; adecuado para los órganos sexuales, la fertilidad y la confianza.

Amarillo: Mentalmente estimulante; aumenta la sensación de poder personal, validación y valía personal; contrarresta la depresión; favorece la digestión y la comunicación.

Verde: Sanación, amor y armonía; desintoxicación emocional y física; ayuda para la conexión emocional con los demás; desestresante; estimula el hígado.

Azul: Relajación, tranquilidad y calma; favorece el equilibrio de sustancias químicas del cuerpo; estimula los riñones y la vesícula.

Violeta/Morado: Paz; clarividencia, intuición y asuntos espirituales; actividad mental; limpia los pulmones y la piel.

Negro/Marrón: Absorbe energía negativa; conexión con la energía de la tierra; elimina el dolor.

LOS CRISTALES Y LOS CHAKRAS

Las tradiciones orientales como el yoga, el budismo y el hinduismo enseñan que, además de un cuerpo físico, tenemos un cuerpo energético.
Se dice que equilibrar el flujo de energía vital por los canales y centros del cuerpo energético mejora la salud física y emocional, y el bienestar espiritual.

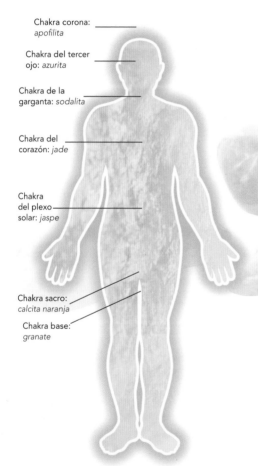

Chakra corona: _____
apofilita

Chakra del tercer
ojo: *azurita*

Chakra de la
garganta: *sodalita*

Chakra del
corazón: *jade*

Chakra
del plexo
solar: *jaspe*

Chakra sacro:
calcita naranja

Chakra base:
granate

El color de un cristal estipula el chakra con el que se asocia.

SANACIÓN POR ENERGÍA

La sanación por energía, se basa en la idea de que podemos regular nuestra energía vital prestando atención a los siete chakras. Estos chakras son remolinos de energía vital situados a lo largo del canal principal de energía del cuerpo, que discurre paralelo a la columna vertebral. Cada chakra vibra con una frecuencia cromática e influye sobre una serie específica de asuntos físicos, emocionales y espirituales.

CÓMO UTILIZAR LA TABLA DE CHAKRAS

Muchas técnicas contenidas en este libro se basan en emparejar cristales con los chakras. La tabla de la página siguiente muestra la situación de los chakras y los asuntos vitales y posibles problemas asociados con cada uno. En las páginas 70-71 encontrarás sobre qué partes del cuerpo influye cada chakra y los posibles problemas de salud relacionados con ellos. Estudiar estas tablas te puede ayudar a determinar qué técnicas con cristales son las más apropiadas para tus problemas.

TABLA DE CHAKRAS

Chakra (color)	Asuntos vitales	Posibles problemas
Base (rojo)	Seguridad, satisfacción de las necesidades vitales, estabilidad y enraizamiento, capacidad para hacerte valer, buen juicio, autovaloración	Depresión, sensación de estar ido y desarraigado, falta de confianza en uno mismo, baja autoestima, asunción de riesgos, adicciones, miedos y fobias, ideas suicidas
Sacro (naranja)	Flexibilidad, capacidad para disfrutar del placer sexual, capacidad para generar ideas nuevas, capacidad para cuidar y ser cuidado	Rigidez, falta de deseo y de satisfacción sexual, miedo al contacto y a la intimidad, maltrato a uno mismo, abandono de uno mismo, creatividad bloqueada, vergüenza
Plexo solar (amarillo)	Confianza, poder, prosperidad, fuerza de voluntad, impulso, ambición, responsabilidad para tomar decisiones, sensibilidad a la crítica, intuiciones	Fatiga, falta de ambición, ira, tendencia a culpar a los demás, resentimiento, sensación de culpa, hipersensibilidad a la crítica
Corazón (verde o rosa)	Capacidad para amar y ser amado, esperanza, empatía, aceptación, capacidad de perdonar, capacidad de sentir aflicción	Odio, soledad, egocentrismo, malas relaciones, pasividad-agresividad, celos, amargura, codependencia
Garganta (azul)	Expresión personal, capacidad para hablar y para escuchar, integridad, expresión creativa y artística, ingenio y buen humor	Malas habilidades comunicativas, escasa disposición para escuchar, incapacidad para expresar ideas creativas, mentir y exagerar
Tercer ojo (añil)	Inspiración, intuición, inteligencia, memoria, visión, percepción interior, sabiduría	Falta de claridad, falta de percepción, incapacidad para discernir lo que es verdad, incapacidad para aprender de la experiencia
Corona (violeta o blanco)	Fe, inspiración, espiritualidad, valores y ética, altruismo, devoción, comprensión mística, iluminación	Confusión, arrogancia, incapacidad para percibir las cosas en su conjunto, dudas espirituales, pérdida del alma

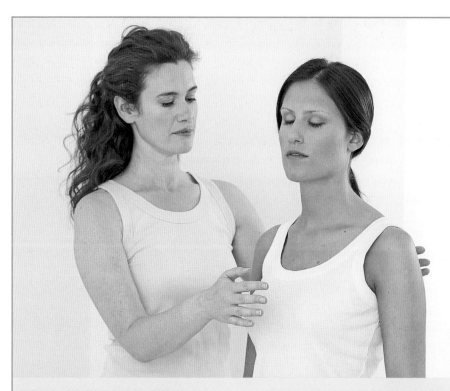

Comprobación de los chakras

Si estás trabajando con otra persona, puedes realizar la prueba muscular con el cristal apropiado para comprobar la salud de cada chakra. También existen otras dos técnicas, que puedes probar:

- Contacto. Si estás trabajando con otra persona, intenta sentir sus chakras. Es más fácil si el paciente está de pie, pero también funciona cuando está tumbado. Respira unas cuantas veces y siente cómo te estás enraizando. Céntrate en tus propias manos y siente cómo se calientan.

Comienza a moverlas muy despacio subiendo y bajando a unos ocho centímetros del cuerpo de la otra persona. En cada chakra deberías poder percibir calor o frialdad, fuerza o debilidad (véase arriba).

- Visualización. Siéntate como si fueras a meditar y cierra los ojos. Cuando te sientas relajado, visualiza los chakras uno por uno y compruébalos con el ojo de la mente. Comprueba su color, su tamaño, la velocidad de giro y si los bordes están borrosos o definidos.

COMPRENDER LOS CHAKRAS

La base de gran parte de la sanación mediante cristales es la comprensión del sistema de chakras empleado en la medicina tradicional ayurvédica de India. Los *chakras*, término que significa «ruedas» en sánscrito, son bolas de energía que giran en el interior del cuerpo. Al igual que la medicina tradicional china, la ayurvédica está basada en la idea de que deberíamos atraer energía positiva y expulsar la energía negativa. Los chakras son como ruedas dentadas que suben por la columna y que están renovando constantemente la energía del cuerpo.

En una persona sana y bien equilibrada, los chakras giran con rapidez y suavidad; si los visualizamos, sus colores están bastante claros. Tienen el tamaño aproximado de un pomelo. Cuando una persona está mal, ya sea mental, emocional o físicamente, los chakras comienzan a girar demasiado deprisa o demasiado despacio, se decoloran o fragmentan, crecen o se contraen.

La mayoría de nosotros tenemos fallos en la alineación de los chakras durante gran parte del tiempo: nadie es perfecto. El propósito de sanar utilizando los chakras es conseguir que el sistema trabaje con más uniformidad.

Existen siete chakras principales, aunque algunas personas afirman que hay un octavo por encima del chakra corona.

Existen otros chakras más pequeños en otras partes del cuerpo. En sanación, los más importantes de estos chakras menores son los que se localizan en las manos, puesto que están conectados con el chakra corazón. Debes tenerlos muy presentes cuando estés sanando a otra persona. Hay otros dos chakras menores en los pies conectados con el chakra raíz. Ser consciente de ellos te ayudará a mantenerte enraizado durante tus sesiones de sanación.

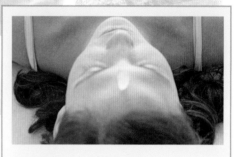

Limpiador de chakras
Una disposición de cristales para los chakras, sencilla pero eficaz, es aquella en la que se coloca un cristal de punta sencilla sobre la cabeza dirigido hacia abajo y otro a los pies dirigido hacia arriba. Visualiza la energía que circula suavemente arriba y abajo entre los dos cristales a través de tus chakras.

LOS SIETE CHAKRAS

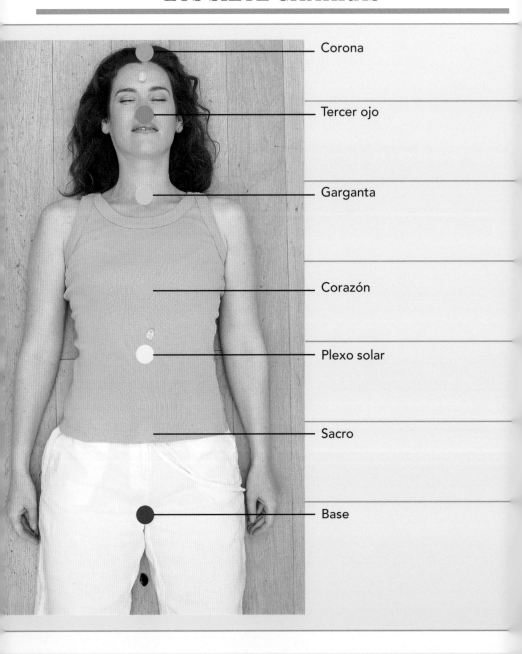

Corona

Tercer ojo

Garganta

Corazón

Plexo solar

Sacro

Base

Color: violeta.
Beneficios: iluminación espiritual, conexión con la fuente.

Sentido asociado: trascendencia.
Cristales: fundamentalmente transparentes, violetas.
Ejemplos: diamante, cuarzo transparente, amatista.

Color: añil.
Beneficios: clarividencia, claridad de pensamiento, conocimiento, intuición, sabiduría.

Sentido asociado: sexto sentido.
Cristales: fundamentalmente morados, azul oscuro.
Ejemplos: lapislázuli, sodalita, amatista, fluorita.

Color: azul.
Beneficios: comunicación, apertura a recibir y a dar información, expresión de uno mismo.

Sentido asociado: oído.
Cristales: fundamentalmente azules.
Ejemplos: aguamarina, turquesa, celestina, ágata de cinta azul, zafiro.

Color: verde.
Beneficios: amor, relaciones, capacidad de compartir.

Sentido asociado: tacto.
Cristales: fundamentalmente verdes, rosas.
Ejemplos: jade, aventurina, turmalina sandía, cuarzo rosa.

Color: amarillo.
Beneficios: sensación de ser uno mismo, límites, asertividad, voluntad, emprender la acción.

Sentido asociado: vista.
Cristales: fundamentalmente amarillos, dorados.
Ejemplos: ámbar amarillo, citrino limón, piedra del sol, malaquita.

Color: naranja.
Beneficios: creatividad, fertilidad, manifestación.

Sentido asociado: gusto.
Cristales: fundamentalmente naranjas, dorados, ambarinos.
Ejemplos: ámbar anaranjado, topacio dorado, piedra de luna, cornalina, citrino anaranjado.

Color: rojo.
Beneficios: conexión con la tierra, instinto de supervivencia.

Sentido asociado: olfato.
Cristales: fundamentalmente rojos, malvas, marrones y negros.
Ejemplos: ágata, heliotropo, ojo de tigre, hematites, ónice, obsidiana, cornalina, sardónice.

REEQUILIBRIO DE LOS CHAKRAS

Si fueras capaz de ver tus chakras, como les sucede a algunos sanadores energéticos, observarías que son una especie de ruedas giratorias de luz coloreada de entre 7 y 12 centímetros de diámetro. Cuando el cuerpo, las emociones y la naturaleza espiritual están armoniosamente equilibrados, los chakras están alineados verticalmente, tienen todos más o menos el mismo tamaño y cada uno muestra su propio color claro y característico.

UTILIZA TU VISIÓN INTERIOR

Aunque no puedas ver los chakras con los ojos físicos, puedes utilizar la intuición para percibirlos. Cuando te sientas mal o notes que tus emociones están fuera de control, vuelve tu atención hacia adentro e intenta percibir tus chakras. Ve concentrando tu visión interior en cada uno de ellos por turno, empezando por el chakra base.

Si percibes una variación en el tamaño, en el giro o en el color de alguno —por ejemplo, es posible que el chakra de la garganta sea azul pálido en lugar de azul vivo, o que el chakra del plexo solar tenga muy poca energía o parezca girar demasiado despacio—, utiliza la siguiente técnica.

Ejercicio: equilibrio de los chakras mediante el color

Como ya sabes, cada chakra gira con la frecuencia de uno de los colores del espectro lumínico. Los cristales que vibran con una frecuencia cromática similar pueden ayudar a regularizar su giro y lo vuelven a alinear. También puedes utilizar esta técnica si sientes la necesidad de reforzar las cualidades emocionales o espirituales de alguno de los chakras.

1 Consulta la tabla de los chakras de las páginas 70-71 y elige un cristal cuyo color se corresponda con el chakra que deseas fortalecer.

2 Siéntate cómodamente en el suelo con las piernas cruzadas o en una silla con los pies bien apoyados sobre el suelo. Asegúrate de que tienes la espalda recta. Respira con suavidad siguiendo un ritmo regular.

3 Sostén el cristal en las manos. Visualiza cómo la luz coloreada y la energía del cristal irradian hacia fuera y fluyen hacia tu chakra equilibrando y fortaleciendo su energía. Mantén la visualización entre 5 y 10 minutos.

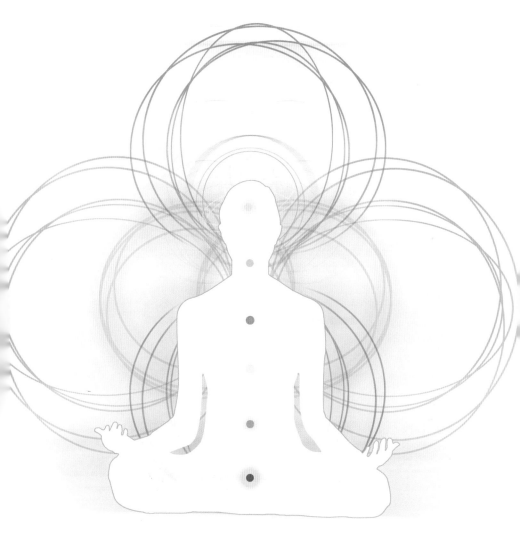

Las culturas orientales antiguas creen, desde hace siglos, en los chakras, unas fuerzas energéticas internas del cuerpo humano que están inextricablemente unidas a las de la naturaleza. Algunos cristales son capaces de realzar y desarrollar esta conexión invisible.

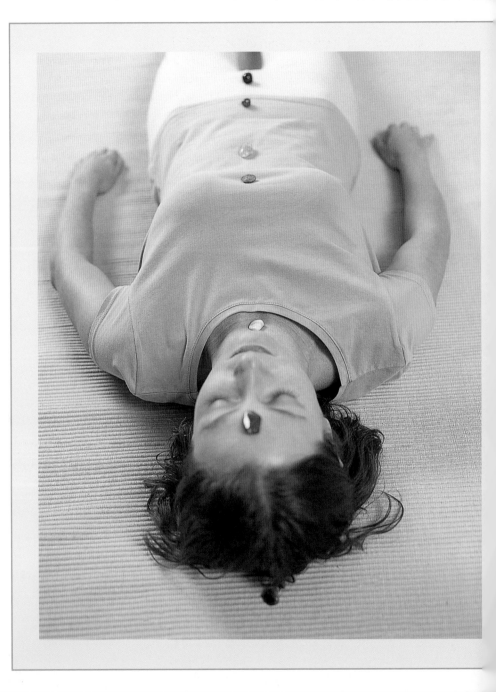

COMPRENDER LA SANACIÓN CON CRISTALES

Ejercicio: limpieza y equilibrado completo de los chakras

También puedes utilizar los cristales para limpiar y equilibrar todos los chakras al mismo tiempo. Aunque en este ejercicio se sugieren unos cristales concretos para cada chakra, puedes sustituirlos por otros que tengan los colores apropiados y que intuitivamente te parezcan correctos.

Reúne los siguientes cristales u otros de tu elección:
Un cuarzo ahumado pulimentado (debajo de los pies), un jaspe rojo pulimentado (chakra base), un ópalo de fuego pulimentado (chakra sacro), una piedra de sol pulimentada (chakra del plexo solar), una aventurina verde pulimentada (chakra del corazón), una turquesa pulimentada (chakra de la garganta), una azurita con malaquita pulimentada (chakra del tercer ojo), una amatista pulimentada (chakra corona) y un cuarzo transparente pulimentado (encima de la cabeza).

1 Túmbate sobre una esterilla de yoga o una manta doblada. Ponte una almohada fina debajo de la cabeza para evitar tensiones en el cuello.

2 Antes de colocar los cristales en su sitio, considera durante unos momentos la motivación que te lleva a realizar este proceso. Por ejemplo, recuerda que eres algo más que tu cuerpo físico y tu consciencia. También tienes un cuerpo energético que influye sobre tu salud física, tus emociones y tu espiritualidad. Como deseas que tu vida sea plena, vibrante y satisfactoria, dedicas este tiempo a centrarte en limpiar, equilibrar y sanar tu cuerpo energético.

3 Mientras vas colocando los cristales según las indicaciones anteriores, empezando por el cuarzo ahumado debajo de los pies, recuerda que la luz y la energía de cada cristal actúa en armonía con la energía de tus propios chakras.

4 Deja actuar los cristales durante al menos 20 minutos. Permanece relajado y alerta. Ve centrando tu atención en cada uno de los chakras, empezando por el chakra base y subiendo hasta la corona. Siente cómo la energía del cristal está eliminando los bloqueos de tus canales energéticos y regulando el tamaño y el giro de cada chakra.

5 Cuando estés listo, recoge los cristales, empezando por el cuarzo transparente situado encima de tu cabeza y bajando hasta el cuarzo ahumado que tienes debajo de los pies. Gírate con suavidad hacia un lado y ponte lentamente de pie mientras sientes que tienes los pies firmemente plantados sobre la tierra y que tu energía vital es armoniosa y equilibrada.

SANACIÓN DE TU AURA

Si el concepto de los chakras te parece difícil de asimilar, puede que necesites respirar hondo antes de empezar a contemplar la idea de limpiar tu aura. La realidad es que la mayoría de las personas, por mucho que lo intenten, no van a conseguir ver un aura. Por eso es difícil creer que existen.

Sin embargo, y sorprendentemente, la mayor parte de las personas pueden sentir un aura con bastante facilidad si se dan las circunstancias adecuadas. Una vez que has sentido un aura o dos, es mucho más fácil empezar a visualizarlas con el ojo de la mente, y, de repente, se abren ante ti mundos nuevos.

El aura es un campo de energía que rodea el cuerpo de una persona. Básicamente, está formado por cuatro estratos, pero es raro que estén claramente delimitados. Más bien, tienden a fundirse unos con otros.

Los verdaderos clarividentes pueden, generalmente, ver todos los estratos del aura, así como los chakras. El «aura física» es, sencillamente, el tibio campo de energía que rodea a una persona. Cualquiera puede sentirlo sin ninguna dificultad. Piensa en aquellos momentos en que estrechas la mano de alguien o estás cerca de otra persona.

Cristales para las auras

- Amatista: atrae energía espiritual, sana perforaciones, limpia.
- Lágrima apache: protege.
- Heliotropo: limpia rápidamente.
- Fluorita: fortalece la membrana del aura, creando un escudo.
- Turmalina verde: sana el aura dañada.
- Azabache: protege.
- Magnetita: fortalece.
- Cuarzo: limpia, protege, aporta energía.
- Cuarzo ahumado: limpia, lleva a tierra energías negativas.

Visualiza tu aura

- Relájate, limpia tu mente y respira con suavidad. Cierra los ojos.

- Imagina tu aura. Puede que descubras que está llena de muchos colores y en absoluto estratificada. Puede que veas torbellinos o nubes de algo parecido a gases de colores.

- Deja que los colores vayan y vengan.

- Comprueba si puedes ver la membrana exterior de tu aura. Puede ser como una gran burbuja de jabón con los colores del arcoíris.

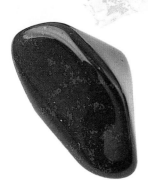

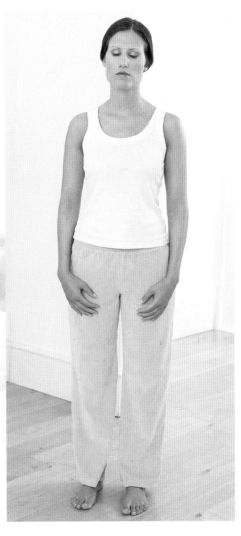

El heliotropo es un cristal especialmente eficaz para sanar las auras, dado que su principal propiedad es su capacidad para limpiar con rapidez.

Estratos del aura. Los estratos del aura de una persona suelen fundirse unos en otros. El estrato de tibia energía que está pegado al cuerpo suele visualizarse como una luz blanca, pero otros suelen ser invisibles a simple vista.

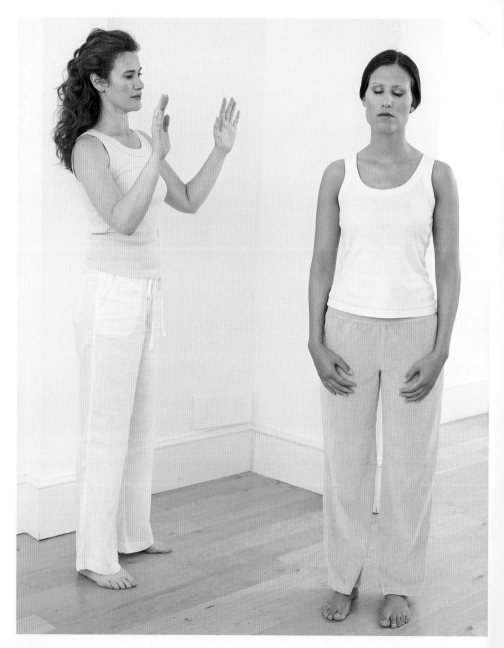

Practica con tu pareja o con un amigo íntimo para sentir el aura.

COMPRENDER LA SANACIÓN CON CRISTALES

CÓMO SENTIR UN AURA

Los estratos exteriores son más difíciles de sentir por separado, pero justo en el exterior del aura existe una fina película, como una membrana. Esta película debería ser lisa y sin agujeros, puesto que es lo que protege a la persona contra un exceso de energía negativa.

Cuando una persona sufre algún trastorno, su aura suele presentar desgarros y agujeros, y los cristales se emplean para reparar estos agujeros exactamente igual que si estuviéramos poniendo parches en una tienda de campaña agujereada.

El siguiente ejercicio debes realizarlo con otra persona, cuando ambos estéis relajados y cómodos. Los dos deberíais seguir las indicaciones para la relajación antes de empezar.

- Sentado o de pie, relájate completamente. Con los ojos cerrados, trabaja todo tu cuerpo de arriba abajo, asegurándote de que cada músculo se encuentra relajado.
- Comprueba tu respiración. Asegúrate de que estás respirando, con mucha suavidad, hasta el fondo de los pulmones. Prueba a hacerlo concentrándote en cómo tu respiración penetra hasta la parte baja de tu espalda.

- Realiza unos diez ciclos de inspiración y espiración. No jadees. Debes respirar con suavidad y el fluir del aire tiene que ser acompasado.
- Mientras respiras, debes comprobar que tu mente está limpiándose de todo pensamiento.
- Intenta concentrarte solamente en la respiración para dar un descanso a tu mente.
- Cuando estés preparado, abre los ojos y ponte de pie. Tu compañero deberá estar también de pie y relajado. Puede que prefiera mantener los ojos cerrados para comprobar los resultados de este experimento.
- Despacio, camina hacia tu compañero con las manos extendidas, pero relajado.
- Aproximadamente a una distancia de un metro de tu compañero sentirás una ligera resistencia. Párate y palpa hacia arriba y hacia abajo. Sentirás una pared de energía, casi como una membrana alrededor de tu compañero. Y este deberá sentir también cómo la tocas.
- Practica este experimento unas cuantas veces y comprobarás que sale con bastante facilidad.
- También descubrirás que ahora puedes visualizar los colores del aura de una persona con más facilidad cuando cierras los ojos.

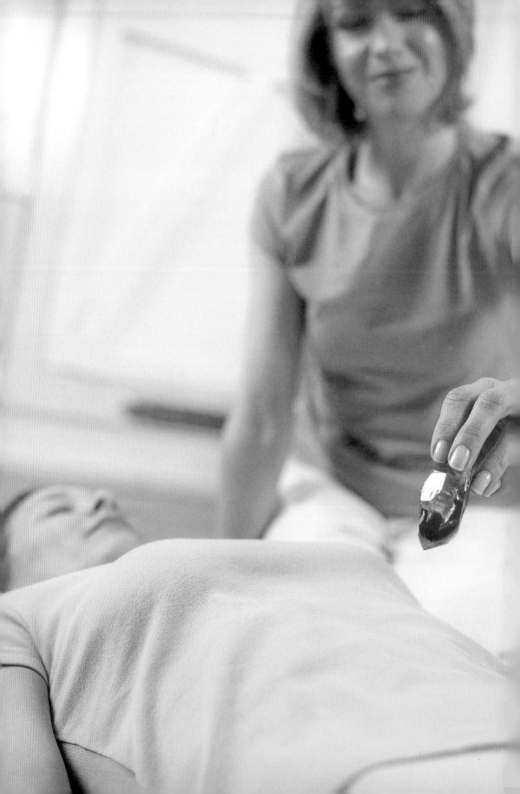

SANACIÓN ESPECÍFICA CON CRISTALES

Nadie sabe con certeza cómo funcionan los cristales
en el cuerpo humano. No se sabe si sus efectos son
psicológicos o físicos, o si ejercen alguna conexión
aún más misteriosa. Lo que sí es seguro es que,
para algunas personas, los cristales colocados
sobre el cuerpo ejercen un efecto beneficioso.
En Occidente, el arte de la sanación con cristales
está aún en pañales. Es intuitivo y carece de
reglas fijas, por lo que debes considerar todos tus
esfuerzos como meros experimentos. Toma notas
para recordar lo que te funciona y lo que no. Es más,
deberás recibir con cierto escepticismo cualquier
consejo estricto sobre el uso de los cristales.
Es posible que a ti no te funcione.

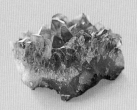

DISPOSICIONES Y CRISTALES PARA TRASTORNOS CONCRETOS

La curación con cristales es más eficaz cuando se centra en aliviar el dolor emocional, los bloqueos o excesos crónicos de energía, o las enfermedades con base psicológica. No son una cura para enfermedades agudas, aunque pueden ayudar a aliviar el dolor.

Todas las disposiciones que se incluyen en este capítulo deben dejarse actuar durante al menos 15 minutos. Han sido diseñadas para que puedas utilizarlas en tu propia persona sin necesidad de recurrir a nadie. Puedes adaptarlas como mejor te parezca. Cuando coloques cristales alrededor del cuerpo, ponlos a una distancia de un palmo. Cuando se utilizan repetidamente para el mismo propósito, se hacen más poderosos. Para empezar la terapia, aquí tienes dos disposiciones muy buenas y generales para combatir el estrés y depurar el organismo.

Combatir el estrés

Es cierto que muchos de nosotros respondemos bien ante situaciones estresantes y que a menudo necesitamos un cierto nivel de tensión para rendir al máximo. De todas formas, tenemos que aprender a gestionar nuestros niveles de estrés para mantenerlos en un grado cómodo. Esta disposición está diseñada para ayudarte a desconectar y viene muy bien recurrir a ella con regularidad.

- Ponte una apofilita en el plexo solar. Esta piedra es una auténtica sanadora que absorbe el estrés y reequilibra la energía.
- Coloca una obsidiana, una turmalina negra o algún otro cristal negro en el chakra base. Estos cristales absorben la energía negativa.
- Ponte un lapislázuli sobre la frente para generar calma. También puedes ponerte fluorita, que ayuda al cuerpo a reorganizar el flujo de energía.
- Si sientes que se ha acumulado estrés en alguna zona concreta del cuerpo, coloca, desde cualquier lado del cuerpo y cerca de la zona afectada, dos cristales de cuarzo de punta sencilla apuntando hacia afuera.

Depuración

Las piedras verdes están especialmente relacionadas con la depuración. A menudo actúan estimulando el hígado y los riñones, que son los órganos que eliminan los desechos. Puedes probar esta disposición en combinación con un programa depurativo.

- Coloca uno o más cristales de olivino en el lugar donde las piernas se unen con el torso. El olivino es una de las mejores piedras depurativas. Ve moviéndolos alrededor del cuerpo para encontrar el punto en el que mejor percibas sus efectos. Podría ser algún lugar completamente distinto del original.

- Pon un cuarzo transparente de punta sencilla, dirigida esta hacia abajo, encima del plexo solar.

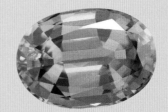

Olivino

Otros cristales depurativos

- Azurita
- Crisoprasa
- Esmeralda
- Jaspe verde
- Ópalo verde
- Turmalina verde
- Magnesita
- Malaquita
- Turquesa

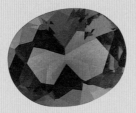

Esmeralda

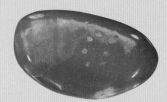

Ópalo verde

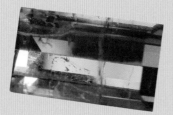

Turmalina verde

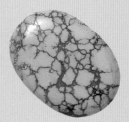

Turquesa

ALIVIO DEL DOLOR

El dolor en cualquier parte del cuerpo es un mensaje de que algo va mal. La molestia puede deberse a una enfermedad física o reflejar un malestar emocional o espiritual. La sanación con cristales resulta más efectiva cuando dedicas un tiempo a investigar todas las posibles razones de la molestia, teniendo en cuenta que puede deberse a una combinación de factores.

ANALIZA LAS CAUSAS

Si sufres dolores de cabeza frecuentes, por ejemplo, consulta, para empezar, la tabla de las páginas 70-71. Estos dolores están relacionados con el chakra del tercer ojo y pueden ser el resultado de problemas físicos de los ojos o de los senos paranasales. Plantéate lo siguiente: ¿estoy forzando los ojos por mirar demasiado la pantalla del ordenador? ¿Tengo los senos congestionados por un resfriado o una alergia?

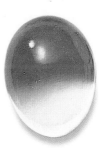

Cuarzo transparente

SANACIÓN DEL DOLOR CON CUARZO

El cuarzo es el cristal analgésico más eficaz y versátil. En la medicina china se considera que contiene la esencia pura del chi o fuerza vital.

El cuarzo concentra la energía vital llena de luz del sol, que irradia a través del cuerpo en los siete colores del espectro lumínico asociados con los chakras. Como influye sobre todos los chakras, el cuarzo puede utilizarse para aliviar cualquier tipo de dolor. Los cristales de cuarzo ahumado disuelven los bloqueos de energía y extraen y absorben la energía excesiva o bloqueada que puede estar provocando el dolor o la molestia. Los cristales de cuarzo transparente liberan su energía vital natural concentrada para revitalizar y devolver el equilibrio.

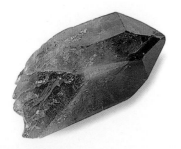

Cuarzo ahumado

Ejercicio: Alivio del dolor con cuarzo

Para esta técnica necesitarás un cristal de cuarzo ahumado con punta sencilla y un cristal de cuarzo transparente también con punta sencilla. Como recordarás, los cristales de punta sencilla focalizan la energía o la extraen, dependiendo de la dirección en que esté situada la punta.

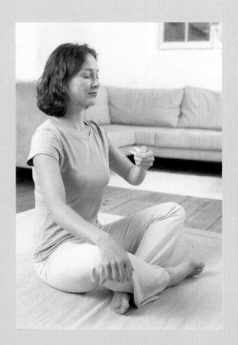

1 Túmbate sobre una esterilla de yoga o una manta doblada, o siéntate cómodamente en el suelo.
2 Sostén el cristal de cuarzo ahumado en la mano izquierda con la punta hacia el lado contrario al cuerpo. Dibuja con él en el aire un círculo pequeño, en sentido contrario a las agujas del reloj, justo encima de la zona dolorida. Al dibujar el círculo con el cristal, lleva la respiración hacia la zona dolorida transmitiendo con ella la intención de eliminar el dolor. Con el ojo de la mente, imagina que el cristal es una esponja que extrae y absorbe toda la energía bloqueada o de dolor.
3 Cuando disminuya el dolor, cambia de mano y de cristal.

Sostén el cristal de cuarzo transparente con la mano derecha y la punta dirigida hacia la zona que estás sanando. Dibuja con él un círculo pequeño, en el sentido de las agujas del reloj, justo encima de esa zona. Al mover el cristal, imagina que está liberando energía vital natural para revitalizar y devolver el equilibrio energético óptimo a tu cuerpo.
4 No olvides lavarte las manos y limpiar escrupulosamente los cristales después de utilizarlos.

Cómo curar un dolor de cabeza

Tal y como muestra la tabla de sanación con cristales de las páginas 70 y 71, la amatista es una sanadora muy poderosa para los trastornos relacionados con el chakra del tercer ojo. Los dolores de cabeza crónicos, incluidas las migrañas, tienden a responder mejor a la Técnica 2.

Técnica 1

1 Túmbate en una esterilla de yoga o en una manta doblada. Ponte una almohada fina debajo de la cabeza para evitar tensiones en el cuello.

2 Ponte una amatista pulida pequeña sobre la frente, lo más cerca posible del punto en el que percibas el dolor.

3 Cierra los ojos y sigue el recorrido de la respiración tanto hacia adentro como hacia afuera. Relaja los músculos, empezando por los pies y subiendo por el cuerpo. Concéntrate sobre todo en relajar las tensiones que puedas sentir en la boca y en la mandíbula. Deja actuar al cristal durante unos 20 minutos.

4 No olvides limpiar bien el cristal después de utilizarlo (véanse páginas 54-57).

Técnica 2

En el paso 2, ponte una punta sencilla pequeña de amatista debajo de la cabeza, en la base del cráneo, dirigida hacia los pies. Sigue los demás pasos de la técnica 1.

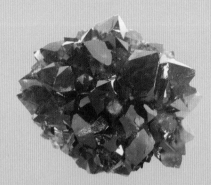

Conglomerado en bruto de amatista extraído en Uruguay.

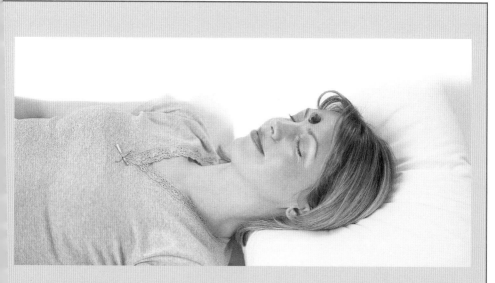

Túmbate con la amatista cuidadosamente colocada alrededor del chakra del tercer ojo y relájate para permitir que el cristal disperse la causa del dolor de cabeza.

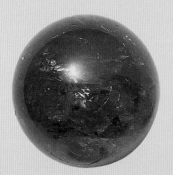 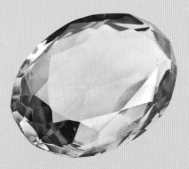

Dos ejemplares de amatista, uno tallado y el otro pulimentado. Este cristal, sea cual sea su presentación o estado de conservación, es muy efectivo para sanar el dolor de cabeza.

Ejercicio: vahos de vapor para la congestión nasal

Inhalar vapor con esencia de gema puede aliviar el taponamiento de nariz y la congestión de los senos paranasales producidos por un resfriado o una gripe. También resulta muy eficaz soltar determinados sentimientos escribiéndolos en un diario, poniendo música y bailando, o sencillamente echándose a llorar. Para esta técnica necesitarás un cristal pequeño de sodalita o de ágata de lazo azul.

1 Prepara una esencia de gema con una sodalita o un ágata de lazo azul.

2 Llena un cuenco por la mitad con agua hirviendo. Vierte la esencia de gema en el cuenco.

3 Inclínate sobre el cuenco y cúbrete la cabeza con una toalla.

4 Aspira profundamente por la nariz el vapor con la esencia de gema durante varios minutos. Si estás en casa, puedes repetir esta técnica hasta cinco veces al día.

5 Por la noche, vierte esencia de gema en el agua del baño y relájate mientras inhalas el vapor sanador.

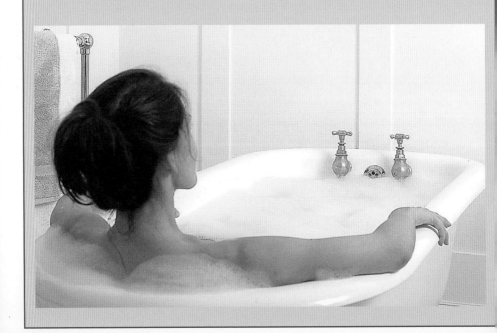

RESFRIADOS Y GRIPES

La congestión nasal que acompaña al resfriado común, y la fiebre, el dolor de garganta y la tos de la gripe suelen estar provocados por un virus respiratorio. Aunque la terapia con cristales no va a impedir que cojas un resfriado o una gripe, sí puede aliviar los síntomas y hacer que te sientas mejor. Evidentemente, debes seguir también las indicaciones del médico; descansa mucho y toma infusiones calientes y otros líquidos para mantener el cuerpo hidratado mientras se cura.

ESCUCHA LOS MENSAJES

Como en cualquier técnica de sanación con cristales, prestar atención a los mensajes que tus síntomas están transmitiéndote puede hacer que tu sanación sea más efectiva. La tensión y el estrés, así como los hábitos de vida poco saludables, pueden debilitar el sistema inmunitario y hacerte más vulnerable a los ataques de los virus del resfriado y de la gripe. Plantéate las siguientes preguntas: ¿Cuáles son las fuentes de estrés en mi vida? ¿Qué estoy haciendo para minimizarlas? ¿Descanso lo suficiente? ¿Hago suficiente ejercicio? ¿Sigo una dieta saludable? En otras partes del libro encontrarás técnicas de sanación con cristales para fortalecer el sistema inmunitario y aliviar la tensión y el estrés (véanse páginas 94 y 114-115).

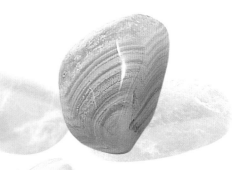

Ágata de lazo azul

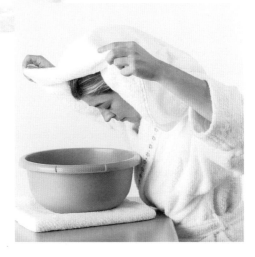

Inhalar la esencia de gema de un cuenco con agua humeante es una forma estupenda de limpiar los senos paranasales y de tratar el dolor de cabeza y de cara.

CÓMO COMBATIR LA FIEBRE

La fiebre es una señal de que el cuerpo está combatiendo una infección. Aunque te cause malestar, forma parte de las defensas de tu organismo. Cuando un virus o una bacteria entran en tu cuerpo y provocan una infección, los glóbulos blancos segregan una sustancia que estimula a una parte de tu cerebro para que eleve la temperatura corporal. Al calentarse, el organismo ralentiza el crecimiento de las bacterias y los virus, y consigue que al sistema inmunitario le resulte más fácil eliminarlos.

Además de las técnicas de sanación con cristales que describimos en la página siguiente, en caso de fiebre debes seguir las indicaciones médicas: bebe abundantes líquidos para prevenir la deshidratación, come cosas ligeras y consulta con el médico si la temperatura sube por encima de 39,5 °C o si persiste más de 72 horas.

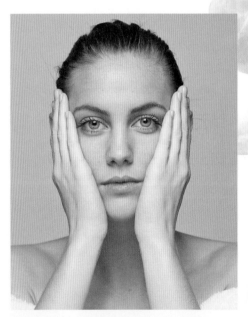

La fiebre puede hacer que te sientas fatal y provocarte dolor de cabeza y enrojecimiento en la cara. La rehidratación y la sanación con cristales te vendrán de maravilla.

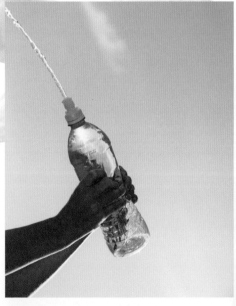

En muchos trastornos de salud, pero sobre todo cuando tienes fiebre, es aconsejable beber agua abundante. Resulta vital para rehidratarse adecuadamente.

Ejercicio: terapia con cristales para bajar la fiebre

Para las siguientes técnicas necesitarás una pieza pequeña de calcedonia azul.

Técnica 1

1 Túmbate sobre una esterilla de yoga o una manta doblada. Ponte una almohada fina debajo de la cabeza para evitar tensiones en el cuello.
2 Coloca el cristal en el lugar del cuerpo en el que experimentes más calor. También puedes ponértelo entre los ojos, en el punto del chakra del tercer ojo.
3 Deja actuar el cristal durante 20 minutos. No pasa nada porque te duermas mientras tanto. Puedes utilizar un poco de cinta adhesiva para evitar que se caiga. No olvides limpiar bien el cristal después de usarlo.

Técnica 2

1 Prepara una esencia de gema con la calcedonia azul (véanse instrucciones en la página 65).
2 Llena la bañera con agua templada, ni demasiado caliente ni fría.
3 Añade la esencia de gema al agua del baño. Sumérgete en la bañera durante diez minutos y, al salir, sécate bien con una toalla esponjosa. Si estás en casa puedes repetir esta técnica cada dos horas hasta que la fiebre haya bajado.

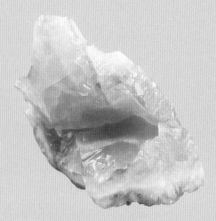

Calcedonia azul

CÓMO CURAR EL DOLOR DE GARGANTA

Como ya hemos visto, el chakra de la garganta, que ejerce su influencia sobre la garganta, el cuello y la boca, vibra con la frecuencia de la luz azul. Por tanto, el mejor cristal para los trastornos que afectan a la garganta —dolor de garganta, laringitis, inflamación de los ganglios o ronquera debidos a un resfriado o una gripe— es el ágata de lazo azul.

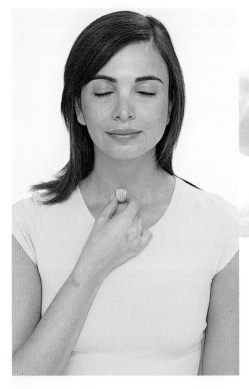

Sostener un cristal azul sobre el chakra de la garganta protege y alivia la garganta.

Esta bella piedra azul granulada o con forma de concha, a menudo listada con finas líneas blancas, armoniza perfectamente con la energía del chakra de la garganta y lo activa para aliviar y calmar el dolor en esa zona.

JOYAS DE ÁGATA DE LAZO AZUL

Las joyas de ágata de lazo azul son, al mismo tiempo, decorativas y curativas para la garganta.

Un cabujón es una gema tallada y pulimentada que suele tener la parte superior convexa y la inferior plana. Engarzado en plata, constituye un bello colgante que se puede llevar al cuello con una cadena. Para fortalecer la energía del chakra de la garganta y protegerte de los dolores frecuentes, ponte un cabujón de ágata de lazo azul colgado de una cadena de plata de unos 35 cm con el lado plano de la piedra descansando sobre la piel desnuda de la base del cuello.

Las cuentas pequeñas de ágata de lazo azul, de un diámetro de entre 5 y 8 mm, pueden engarzarse para formar un collar largo que dé varias vueltas alrededor del cuello. A veces se intercalan entre las de ágata otras cuentas más pequeñas de lapislázuli, azul marino, lo que aumenta la belleza del collar y su poder de sanación.

Ejercicio: gárgaras con cristales
Para esta técnica necesitas un ágata de lazo azul pulimentada.

1 Llena la mitad de un cuenco con agua mineral.

2 Sumerge en el agua un ágata de lazo azul ya limpia. Deja el cuenco en el alféizar de la ventana, a ser posible durante toda la noche, para que el cristal pueda absorber la energía de la luz de la luna. Si ese horario no te resulta conveniente, déjalo reposar durante al menos ocho horas.

3 Retira el cristal y haz gárgaras con el agua infundida de la esencia de la gema. Si te estás recuperando en casa de un dolor de garganta, haz gárgaras con esta esencia de gema cada dos horas según tus necesidades.

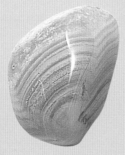

Ágata de lazo azul

Ejercicio: meditación del sol interior con citrino

Para esta meditación necesitarás un citrino. Puedes utilizar una piedra pequeña pulida, una punta o una geoda.

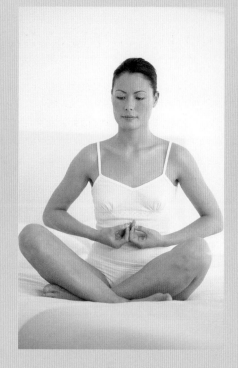

1 Siéntate cómodamente en el suelo con las piernas cruzadas o en una silla con los pies bien apoyados sobre el suelo. Asegúrate de tener la espalda recta. Cierra los ojos.
2 Sostén el citrino con las manos cómodamente apoyadas sobre el abdomen.
3 Respira lenta y profundamente llevando el aire hasta el vientre. Al inspirar, imagina que el citrino que tienes en tus manos brilla como el sol y con su luz dorada llena de energía el sol interior de tu chakra del plexo solar.
4 Al exhalar, imagina que la energía cálida y tonificante de tu sol interior se extiende por todo tu cuerpo sanando tus males y llenándote de vitalidad, calor y pasión.

Imagina que la energía dorada que emana del poderoso citrino que tienes en tus manos baña tu chakra abdominal.

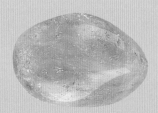

Citrino

CÓMO TRATAR LOS PROBLEMAS DIGESTIVOS

El aparato digestivo incluye el esófago, el estómago y los intestinos, así como los distintos órganos, como el hígado, el páncreas y la vesícula biliar, que producen las sustancias que ayudan a descomponer los alimentos que ingerimos. Podrías considerarlo la caldera del organismo, el lugar en el que los alimentos se transforman en el combustible que impulsa las actividades del cuerpo.

EL SOL INTERIOR

La digestión está sometida a la influencia del chakra del plexo solar, situado en el abdomen, por encima del ombligo. Este chakra irradia una energía de fuego de color amarillo dorado y es como un sol interior que alimenta no solo la digestión, sino también tu vitalidad, tu impulso y tu pasión. Cuando funciona correctamente, la energía vital irradia hacia afuera desde el núcleo del cuerpo y te ayuda a alimentarte tanto de comida como de experiencias de la vida. Cuando está desequilibrado, te sientes irritable, enfadado o resentido, y tienes tendencia a culpar a los demás si las cosas van mal. Es normal que sientas también molestias estomacales y diversos trastornos digestivos.

El citrino y los demás cristales amarillos llevan en sí el poder del sol. Meditar con un citrino te ayuda a fortalecer el chakra del plexo solar, estimula la digestión, fortalece la vesícula y los riñones y alivia el estreñimiento, así como otros problemas digestivos.

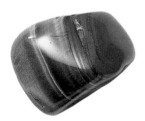

Ojo de tigre

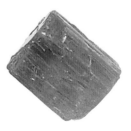

Topacio dorado

INFERTILIDAD Y TRASTORNOS REPRODUCTIVOS

Los distintos aspectos del aparato reproductor femenino funcionan como una serie de ciclos. Durante los años fértiles de la mujer, todos los meses madura un óvulo en un ovario y el útero se prepara para recibirlo. Si no se produce la concepción, la sangre que reviste el útero en preparación del embarazo se desprende y se elimina a través de la menstruación.

CICLOS DE LA VIDA

Este ciclo mensual forma parte de otros ciclos mayores de la vida de una mujer. Cuando entra en la pubertad, sus órganos reproductores son estimulados por una serie de hormonas y maduran. Tras la menopausia, cesa la menstruación y los cambios hormonales vuelven a provocar alteraciones naturales en los órganos reproductores.

Muchas mujeres experimentan estos ciclos como algo natural y sencillo. Otras sufren trastornos de infertilidad, menstruaciones dolorosas o irregulares, y sofocos y

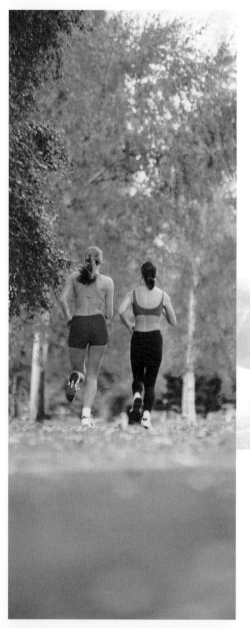

El ejercicio regular ayuda a que el ciclo reproductor de la mujer se desarrolle sin brusquedades.

otros síntomas desagradables después de la menopausia. Un estilo de vida saludable que incluya una dieta nutritiva, la práctica regular de ejercicio, un peso apropiado, evitar adicciones como el tabaco y el alcohol y reducir el estrés ayuda a que la mujer se adapte con más facilidad al ritmo natural de su vida fértil.

Cuando aparecen los problemas, la terapia con cristales es para cualquier mujer una forma de centrar su atención en la sanación de sus propios ciclos naturales y reequilibrar el flujo de energía a través de sus órganos reproductores.

Ejercicio: reequilibrado con piedra de luna

Para este ejercicio necesitarás una piedra de luna pulida. Dado que las fases mensuales de la luna reflejan el ciclo natural de la mujer, la piedra de luna aporta alimento al aparato reproductor femenino, equilibra las hormonas, alivia el síndrome premenstrual y otros trastornos menstruales, y favorece el embarazo y el parto.

1 Siéntate cómodamente en el suelo con las piernas cruzadas o en una silla con los pies bien apoyados sobre el suelo. Asegúrate de tener la espalda recta.
2 Respira de forma tranquila y regular.
3 Sostén con suavidad la piedra de luna delante de ti.
4 Permite que tu mirada acaricie sus curvas traslúcidas, blancas o crema, relucientes e iridiscentes.
5 Recuerda que, al igual que la luna, tu aparato reproductor crece y mengua en un ciclo que se repite de forma natural.
6 Como la sutil energía femenina de la piedra de luna reequilibra y fortalece tus procesos reproductivos, permite

que tu corazón se abra para apreciar la belleza de tus propios ritmos, similares a los de la luna.

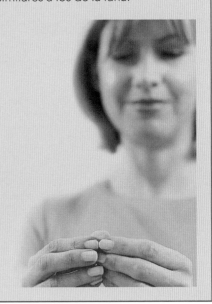

Ejercicio: red de energía con cornalina

Para esta técnica necesitarás seis puntas sencillas de cuarzo transparente y una cornalina pulimentada.

1 Túmbate sobre una esterilla de yoga o una manta doblada. Ponte una almohada fina debajo de la cabeza para evitar tensiones en el cuello.
2 Coloca las seis puntas de cuarzo alrededor de tu cuerpo, una encima de la cabeza, una debajo de los pies y dos a la altura de los codos y de las rodillas. Las puntas deben estar dirigidas hacia el lado contrario al cuerpo.
3 Coloca la cornalina sobre el chakra sacro, justo debajo del ombligo.
4 Relájate y centra tu atención en la forma en la que el abdomen sube y baja con tu respiración. Recuerda que eres una mujer llena de confianza y valor. Deja actuar a los cristales durante 20 minutos.

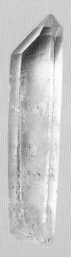

Cuarzo transparente

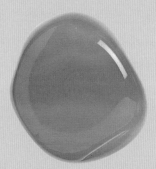

Cornalina

INFERTILIDAD

Una de las crisis vitales más desgarradoras que puede experimentar cualquier mujer es la incapacidad prolongada para concebir un hijo.

Si la mujer y su pareja han recurrido a la ayuda médica para intentar solucionar el problema, los dos tendrán que afrontar una multitud de decisiones e incertidumbres. De todas formas, el problema suele resultar emocionalmente más duro para la mujer, que puede llegar a sentirse angustiada, deprimida, descontrolada y aislada.

Como la infertilidad puede deberse a tantas causas distintas, su tratamiento es difícil, frustrante y caro. Quizá la mejor ayuda que puede aportar la terapia con cristales es proporcionar una forma segura y natural de eliminar el estrés, recuperar la vitalidad y la esperanza y mejorar el flujo de energía a través de los órganos reproductores.

FORTALECER EL CHAKRA SACRO

El aparato reproductor está bajo la influencia del chakra sacro. Un chakra sacro en buen funcionamiento te conecta con tus sentimientos y te aporta flexibilidad natural, flujo y equilibrio.

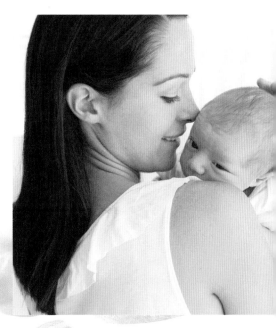

Fortalecer su chakra sacro con cristales puede ayudar a una mujer a ser madre.

La cornalina naranja o roja fortalece el chakra sacro y el aparato reproductor. Combate la ansiedad, la duda y la desesperación, reduce la irritabilidad y te ayuda a permanecer tranquila, llena de coraje y alegre, incluso en circunstancias difíciles. Tradicionalmente se ha dicho que estimula la fertilidad en las mujeres y la potencia en los hombres. El apoyo emocional que ofrece puede ayudarte a afrontar las vicisitudes de los tratamientos de fertilidad y las crisis vitales.

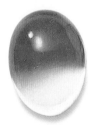
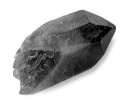
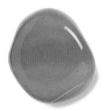
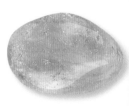

Cuarzo transparente   *Cuarzo ahumado*   *Cornalina*   *Citrino*

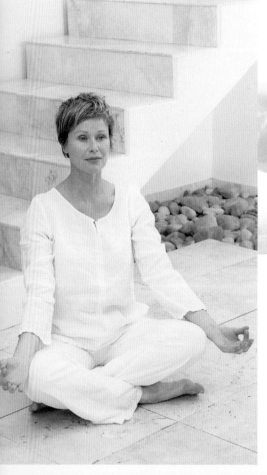

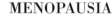

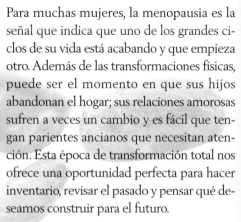

MENOPAUSIA

Para muchas mujeres, la menopausia es la señal que indica que uno de los grandes ciclos de su vida está acabando y que empieza otro. Además de las transformaciones físicas, puede ser el momento en que sus hijos abandonan el hogar; sus relaciones amorosas sufren a veces un cambio y es fácil que tengan parientes ancianos que necesitan atención. Esta época de transformación total nos ofrece una oportunidad perfecta para hacer inventario, revisar el pasado y pensar qué deseamos construir para el futuro.

CUIDADOS EN LA TRANSICIÓN

Físicamente, la menopausia influye sobre todo el organismo. Los cambios hormonales pueden provocar desagradables efectos secundarios, como sofocos, sequedad vaginal, aumento de peso, retención de líquidos, dolor de cabeza y dificultades para conciliar el sueño. Entre los síntomas emo-

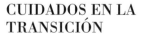

La meditación proporciona calma en medio del alboroto de la menopausia.

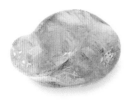

Fluorita verde

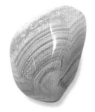

Ágata de lazo azul

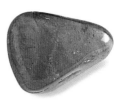

Amatista

cionales pueden aparecer cambios de humor, mala concentración y pérdida de interés por el sexo.

La terapia con cristales puede considerarse una aliada que ayuda a la mujer a cuidarse durante esta época de transición.

También resultan útiles otras formas de cuidado amoroso de una misma, tales como las clases de yoga o meditación, renovar el interés por la pintura o por alguna otra forma de expresión creativa, o descansar y hacer suficiente ejercicio.

Ejercicio: red de apoyo para la menopausia

Para esta técnica necesitarás seis puntas sencillas de cuarzo transparente, un cuarzo ahumado pulimentado, una cornalina pulimentada, un citrino pulimentado, una fluorita verde pulimentada, un ágata de lazo azul pulimentada y una amatista pulimentada.

1 Túmbate en una esterilla de yoga o en una manta doblada. Ponte una almohada fina debajo de la cabeza.

2 Coloca las seis puntas de cuarzo transparente alrededor de tu cuerpo: una encima de la cabeza, otra debajo de los pies, dos a la altura de los codos y las otras dos a la altura de las rodillas. Las puntas deben estar orientadas en dirección contraria al cuerpo.

3 Coloca el cuarzo ahumado sobre el chakra base, la cornalina en el chakra sacro, el citrino en el chakra del plexo solar, la fluorita verde en el chakra del corazón, el ágata de lazo azul en el chakra de la garganta y la amatista en el chakra del tercer ojo.

4 Deja actuar a los cristales durante unos 20 minutos. Mientras van reequilibrando tu cuerpo, tu mente y tu espíritu, permite que surja en el ojo de la mente una imagen de ti misma dentro de cinco años, una vez pasada la menopausia, disfrutando plenamente la siguiente etapa de tu vida.

FORTALECER EL SISTEMA INMUNITARIO

El sistema inmunitario ayuda al organismo a estar sano. Su red interconectada de glándulas y órganos estimula la producción de linfocitos, un tipo de glóbulos blancos que busca y destruye los virus y bacterias causantes de enfermedades. También elimina los desechos procedentes de los alimentos y del aire que respiramos.

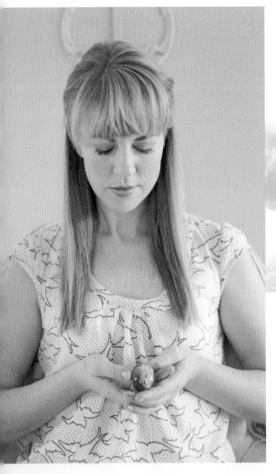

Darse golpecitos en el cuerpo con un cristal o con los dedos estimula el timo y el bazo.

Si eres propenso a los resfriados o te cuesta recuperarte de las enfermedades menores, quizá tu sistema inmunitario no esté funcionando bien. Ignorar las necesidades del cuerpo privándolo de descanso, ejercicio y alimentos saludables, y sometiéndolo a un exceso de trabajo y al estrés, puede contribuir a debilitarlo.

GOLPECITOS

Dos partes importantes del sistema inmunitario son el timo, glándula con forma de mariposa situada en el centro del pecho, y el bazo, órgano de color morado rojizo que se encuentra en la parte superior izquierda del abdomen. Se puede estimular su flujo de energía dándoles golpecitos. Si te sientes estresado o cansado golpea el centro del pecho, por encima de los pectorales, con los cuatro dedos de cada mano 20 segundos. Luego desliza los dedos hasta los pezones y bájalos hasta la segunda costilla por debajo de los pectorales. Golpea firmemente con varios dedos unos 20 segundos para estimular los canales de energía que alimentan el bazo. Utiliza el cristal energizante que te apetezca.

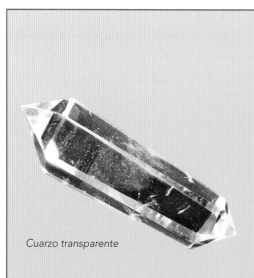

Cuarzo transparente

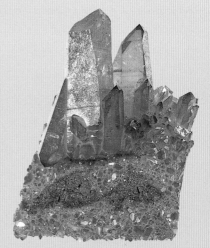

Aqua aura

Ejercicio: estimulador inmunitario

El sistema inmunitario puede reforzarse también mediante la terapia con cristales. Como ya sabes, el cuarzo es un poderoso maestro sanador. Para esta técnica necesitarás una punta de cuarzo aqua aura y un cuarzo transparente pulimentado.

1 Túmbate en una esterilla de yoga o en una manta doblada. Ponte una almohada fina debajo de la cabeza para evitar tensiones en el cuello.
2 Coloca la punta de aqua aura sobre el timo y el cuarzo transparente pulido sobre el centro de la frente.

3 Deja los cristales en esos puntos y permanece quieto entre 10 y 20 minutos.
4 No olvides limpiar los dos cristales cuando hayas terminado de usarlos.

DEPURACIÓN

Depurar significa ayudar al cuerpo a limpiarse de los residuos de la vida moderna, entre los que se incluyen las toxinas procedentes de la contaminación del aire y del agua, los aditivos alimentarios, el humo del tabaco y otros peligros medioambientales. Tu cuerpo se depura a sí mismo de forma natural cada vez que exhalas el dióxido de carbono del aire que respiras y mediante los procesos naturales de eliminación. Sin embargo, las medidas que tomemos para apoyar la capacidad depurativa del cuerpo pueden ayudarnos a prevenir y curar enfermedades, y nos ayudan a gozar de una salud estupenda.

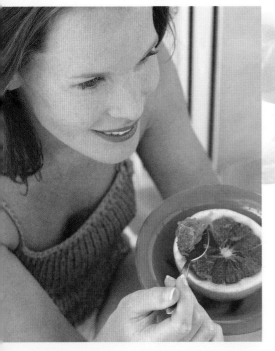

Los cereales integrales, la fruta seca, los frutos secos y las semillas estimulan al cuerpo para que elimine los productos de desecho.

COMIDA Y AGUA

Una dieta rica en fibra que incluya cereales integrales, legumbres, frutos secos, fruta y verdura favorece la eliminación de los desechos. También resulta muy útil beber abundante agua —dos litros (3,5 pintas)— todos los días. Una bebida depurativa mañanera estupenda, muy beneficiosa para los riñones y el hígado, es un vaso de agua caliente con el zumo de medio limón.

La terapia con cristales también apoya la depuración natural y fortalece el sistema in-

El consumo regular de frutas como el pomelo favorece el proceso natural de depuración del organismo.

munitario. En la técnica que se describe a continuación se utiliza un cristal para aplicar una presión suave a las palmas de las manos. En reflexología, las palmas de las manos y las plantas de los pies reflejan el cuerpo entero. Al estimular las palmas de las manos, envías energía por todos los canales del cuerpo, eliminas bloqueos y estimulas al organismo a expulsar las toxinas.

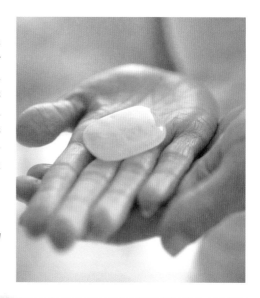

Frotar las manos con varios cristales —en especial con damburita— puede dar lugar a un proceso depurativo notable en diversos órganos del cuerpo.

Ejercicio: depuración con damburita

Para esta técnica necesitarás un cristal en bruto de damburita con punta sencilla. La damburita es una piedra sanadora muy potente. Suele ser de color rosa, amarillo o lila. Fortalece el hígado y la vesícula biliar, con lo que favorece la depuración.

Damburita

1   Siéntate cómodamente. Sostén el cristal de damburita en la mano derecha.

2   Suavemente, dibuja círculos con la damburita sobre la palma de la mano izquierda pasando la punta del cristal sobre toda la mano, desde las puntas de los dedos hasta la muñeca. No es necesario hacer fuerza ni hundir el cristal en la mano. Simplemente ve pasando el cristal sobre la piel con un movimiento rítmico.

3   A continuación, pasa el cristal a la mano izquierda y repite el proceso deslizando el cristal sobre la palma de la mano derecha.

4   Cuando hayas terminado, lávate las manos y bebe al menos 250 ml (8 onzas líquidas) de agua mineral. Acuérdate también de limpiar el cristal.

COMBATIR LAS ADICCIONES

El sistema inmunitario puede verse debilitado por la adicción al alcohol, a la comida, al tabaco o a las drogas. Las adicciones no tienen solo consecuencias físicas negativas, sino que también provocan ansiedad, estrés, confusión y otros males psicológicos y emocionales.

SANACIÓN CON AMATISTAS

La amatista es uno de los cristales que más pueden ayudarte a superar una adicción. Es una piedra de la mente que aporta calma y claridad, y favorece la sobriedad y la abstinencia. Desde antiguo tiene fama de desintoxicante y de que ayuda a equilibrar los estados mentales producidos por el exceso de trabajo, el estrés y las preocupaciones. La palabra *amatista* viene del griego *amethustos*, que significa «sobrio, no borracho». En la mitología griega, Amatista era una doncella mortal que sufrió la ira de Dionisio, el dios del vino. Cuando Amatista invocó a la diosa Artemisa pidiéndole ayuda, esta la convirtió en un pilar de cuarzo blanco para protegerla. Cuando Dionisio se dio cuenta de lo que había sucedido, lloró lágrimas de remordimiento sobre su copa de vino. La copa salpicó y el

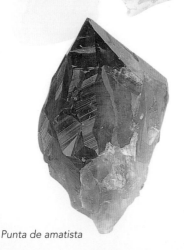

Un collar, un amuleto o una pulsera de amatista te protegerá de los caprichos del mundo.

Punta de amatista

vino tiñó el cuarzo de morado. Desde entonces, los cristales morados de amatista se han utilizado en Grecia para favorecer la sobriedad. Incluso hoy en día se dice que las copas de amatista tallada impiden a los bebedores verse superados por el vino y los licores.

Prueba alguna de las siguientes técnicas contemporáneas para concentrar el poder sanador de la amatista en tus adicciones:

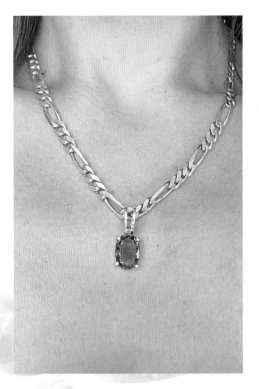

- Ponte un colgante, un anillo o unos pendientes de amatista para llevar contigo durante todo el día el poder de sobriedad del cristal. Cuando te pongas las joyas, recuerda que te quieres a ti mismo lo suficiente como para superar aquellos hábitos que ponen en peligro tu salud y tu paz mental.
- Pon un platito de cristales de amatista en tu casa o en tu mesa de trabajo, en cualquier lugar donde su vibrante color morado simbolice tu resolución de cambiar de conducta.

Las joyas de amatista mantienen al que las lleva con los pies en la tierra durante los embates del día.

- Prepara una esencia de gema de amatista sin alcohol. Embotéllala y ponte un poco en las muñecas y en la base del cuello siempre que necesites darle un empujoncito a tu fuerza de voluntad.
- Antes de acostarte, coloca un cristal de amatista debajo de la almohada para estar en contacto con tus sentimientos y valores mientras descansas.

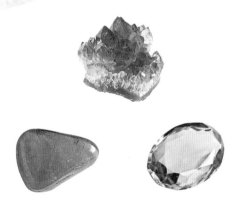

Amatista pulimentada, en bruto y tallada.

INSOMNIO Y PROBLEMAS DE SUEÑO

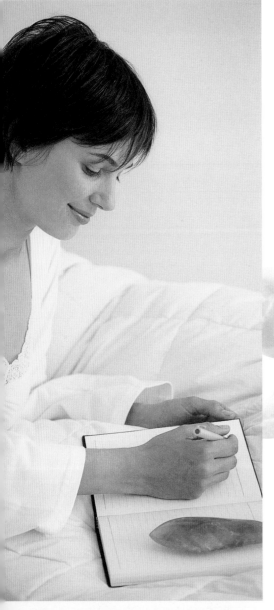

A muchas personas les cuesta conciliar el sueño o permanecer dormidas. En ocasiones el problema se debe al estrés o a un consumo excesivo de café o de alcohol. Acudir al gimnasio con regularidad, escribir un diario o meditar puede ayudarte a afrontar el estrés y evitar que perjudique a tu sueño nocturno.

UN DIARIO DEL SUEÑO

Un diario del sueño sirve para ayudarte también a ser consciente de los patrones de conducta que pueden estar trastornándote el sueño.

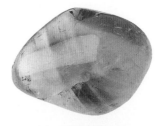

Un diario te ayudará a conocerte a ti mismo y a comprender mejor tus cristales.

Amatista

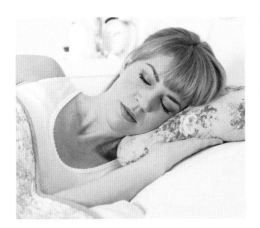

El uso regular de los cristales contribuye a recuperar el ritmo de sueño nocturno al que estabas acostumbrado.

Durante dos semanas, anota cada día a qué hora te acuestas, qué haces antes de acostarte, lo que comes y bebes, el tiempo que duermes y otros datos relacionados con el sueño. Al mismo tiempo, utiliza el diario para controlar cómo te funciona la técnica de la terapia con cristales que se describe a la derecha. Revisa tus anotaciones regularmente y ve haciendo cambios en tu rutina para comprobar si mejoran tus patrones de sueño.

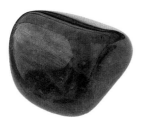

Sodalita

Ejercicio: terapia con cristales para el insomnio

Para esta técnica necesitarás una amatista pulimentada o una sodalita pulimentada. Como ya sabes, la amatista es un tranquilizante natural que ayuda a calmar y aliviar la mente. La sodalita azul oscuro resulta especialmente útil si tu diario del sueño revela que las pesadillas, los ataques de pánico o los miedos están perturbando tu sueño.

Túmbate cómodamente en la cama boca arriba. Coloca la amatista o la sodalita sobre el chakra del tercer ojo. Déjalo actuar mientras practicas una de las siguientes técnicas de relajación.

Técnica 1

Ponte la mano sobre el estómago y haz respiraciones largas y lentas dejando que tu vientre se expanda al inspirar. Al exhalar, relaja el pecho y los hombros. Centra tu atención en las subidas y bajadas del abdomen hasta que estés totalmente relajado.

Técnica 2

Deja que surja en tu mente la imagen de una escena o actividad que te resulte apacible y tranquilizadora. Lo mejor es una actividad con un ritmo regular, como caminar por el bosque, nadar o acariciar a tu perro o a tu gato. Céntrate en el ritmo repetitivo y relájate.

RESUMEN DE CÓMO TRATAR PROBLEMAS COMUNES

Los cristales no deben sustituir jamás a la atención médica, pero pueden servir de complemento a los tratamientos que ya estés siguiendo. Son especialmente efectivos para problemas crónicos como la fatiga.

TRASTORNOS COMUNES	
Sanación general	En general, los cristales verdes suelen apoyar el proceso de curación. En concreto, el olivino, el granate, la rodonita y el zafiro son buenos para la sanación general y para reforzar el sistema inmunitario.
Artritis	Fluorita sobre el punto concreto o un granate grosularia en el baño.
Asma	Lleva siempre contigo apofilita. Cuando sufras un ataque, póntela sobre el pecho. AVISO: este cristal no sustituye a ningún tratamiento convencional que estés siguiendo. Es solo un complemento.
Dolor de espalda	Pide a otra persona que te frote suavemente la zona afectada con obsidiana ahumada o cuarzo ahumado.
Dolor crónico	En general, los cristales negros eliminan el dolor.
Fatiga crónica	Se cree que la ametrina, la apatita, el citrino, la turmalina verde y el cuarzo rutilado alivian la fatiga crónica. Llévalos siempre puestos en contacto directo con la piel. Puedes ponerte un collar de azabache, obsidiana u ónice. También deberías probar una disposición de cristales que favorezcan la digestión.
Ojos	Tradicionalmente se han utilizado muchos cristales para curar las infecciones oculares y favorecer la visión. Se recomiendan en particular la aguamarina, el berilo, la esmeralda y la calcedonia azul para fortalecer los ojos débiles.

PROBLEMAS PSICOLÓGICOS COMUNES

Adicción	Amatista	Enfermedades	
Ansiedad	Calcedonia, ópalo	psicosomáticas	Calcedonia rosa
Anorexia	Topacio	Fobias	Crisocola, citrino,
Depresión	Véase pág. 136		prehnita, sodalita
Autoestima baja	Ónice	Paranoias	Sugilita
Cambios de humor	Lepidolita	Rabia	Aventurina, olivino
Obsesiones	Jaspe verde, obsidiana	Timidez	Rodonita
		Preocupaciones	Amazonita, ónice

Eccema	Pon una antimonita sobre la zona afectada y céntrate en la energía sanadora del cristal.
Dolor de cabeza	Túmbate en una habitación a oscuras con uno de los siguientes cristales sobre el chakra del tercer ojo: amatista, dioptasa, esmeralda, larimar, magnesita u obsidiana ahumada.
Indigestión	Se dice que el ágata, la antimonita, la dragonita, la crisocola, el citrino, la epidota, el jaspe y el topacio favorecen la digestión. En general, los cristales amarillos y naranjas y los que están asociados al chakra sacro tienen propiedades beneficiosas para los intestinos y el estómago.
Menopausia	Ponte piedra de luna.
Dolores menstruales	Ponte crisocola, malaquita, piedra de luna o serpentina, o túmbate con el cristal sobre la espalda.
Autosanación	Ponte alejandrita, crisoberilo o larimar.
Trauma o *shock*	Malaquita, obsidiana o rodonita sobre el chakra del corazón o del plexo solar, o allí donde te parezca apropiado.
Curación de heridas	Para acelerar la curación postoperatoria ponte ámbar, granate, obsidiana o rodonita en contacto directo con la piel.

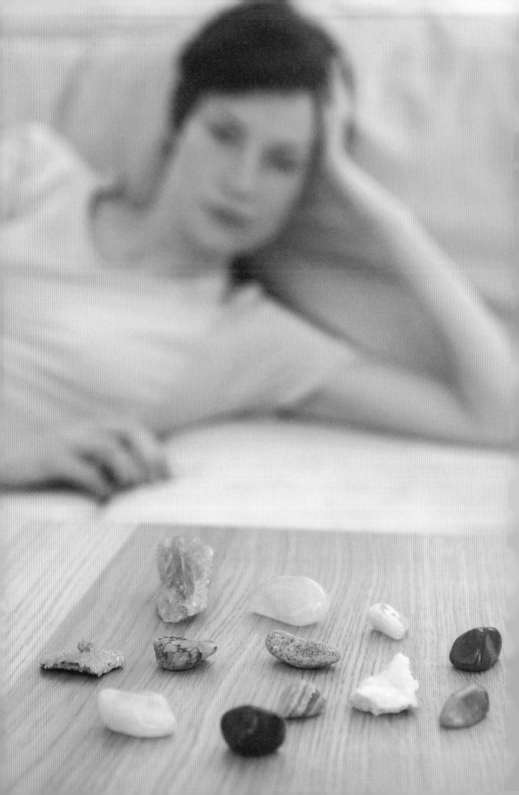

LOS CRISTALES Y LAS EMOCIONES

Dado que actúan energéticamente sobre la mente y el cuerpo, los cristales resultan especialmente útiles para superar los problemas mentales y emocionales. De vez en cuando, el flujo de la fuerza vital por los chakras puede verse desequilibrado. Los problemas emocionales nos indican que hay un exceso o una deficiencia de energía en alguno de los chakras. Lo más probable es que tu propia experiencia confirme esta idea. Piensa en lo oprimido que sientes el corazón cuando estás solo o la cantidad de energía ardiente que percibes en el plexo solar cuando te enfadas. Los cristales te ayudan a equilibrar el flujo de energía y mejoran tu salud mental y emocional.

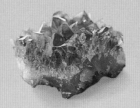

LOS CRISTALES INFLUYEN SOBRE LAS EMOCIONES

Como ya has visto, los siete chakras se corresponden con las áreas principales de la vida, incluida la salud psicológica y emocional. Cuando la sutil vibración electromagnética de un cristal se equipara con la energía de un chakra, ayuda a «sintonizar» el flujo energético del chakra y extrae el exceso de energía o infunde energía adicional, según lo que se necesite.

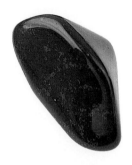

Chakra base: *heliotropo*

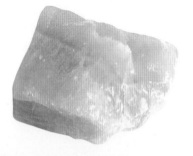

Chakra del sacro: *calcita naranja*

LOS CHAKRAS Y LAS EMOCIONES

El primer paso en la utilización de cristales para la sanación emocional es identificar qué chakra está influyendo sobre el problema.

EL CHAKRA BASE influye sobre los asuntos de supervivencia emocional. La deficiencia de energía en este chakra puede hacerte excesivamente temeroso o provocarte tendencia a estar demasiado desperdigado o desarraigado. El exceso de energía puede manifestarse en un afán de aferrarse a las posesiones o a las personas, o en sobrepeso corporal.

EL CHAKRA DEL SACRO influye sobre la sexualidad y el flujo emocional. La deficiencia de energía en este chakra puede dificultar la obtención de placer emocional o sexual. El exceso de energía puede hacerte oscilar entre los extremos emociona-

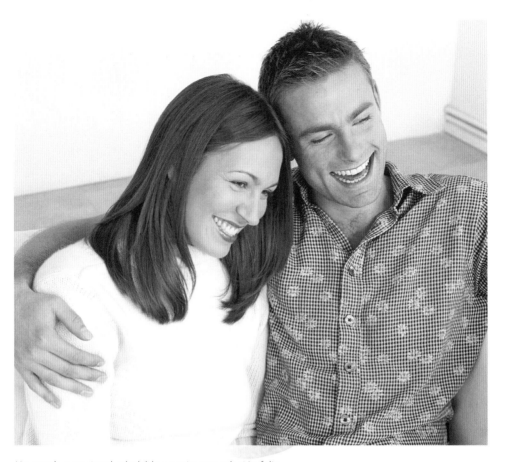

Un estado emocional saludable permite una relación feliz.

les o estar constantemente necesitando la estimulación placentera de las fiestas, las parejas o el sexo.

EL CHAKRA DEL PLEXO SOLAR influye sobre el poder y la voluntad. La deficiencia de energía en este chakra puede provocar timidez o cansancio, o hacerte reacio a asumir el poder o la responsabilidad. El exceso de energía puede manifes-

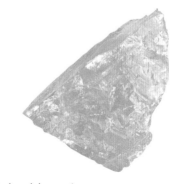

Chakra del corazón: *cuarzo rosa*

EL CHAKRA DE LA GARGANTA influye sobre las esferas de la comunicación y la expresión creativa. La deficiencia de energía en este chakra puede hacer que te resulte difícil hablar en grupos o expresarte claramente por escrito. Sin embargo, el exceso de energía puede llevarte a hablar demasiado o demasiado alto, muchas veces sin decir nada importante.

EL CHAKRA DEL TERCER OJO influye sobre la percepción y la intuición. La deficiencia de energía en este chakra hace que te resulte difícil ver lo que realmente está sucediendo a tu alrededor o confiar en tus percepciones intuitivas. El exceso de energía puede provocarte pesadillas y dificultad para diferenciar la realidad de la ilusión.

EL CHAKRA CORONA influye sobre el conocimiento y el entendimiento. La deficiencia de energía en este chakra puede dar lugar a una forma de pensar rígida o estrecha. El exceso de energía puede hacerte sentir apartado del mundo real y viviendo siempre en tu mente.

CÓMO UTILIZAR LA TABLA DE EMOCIONES Y CRISTALES

Cuanto mejor comprendas que los chakras influyen sobre las emociones, mejor utilizarás los cristales para reforzar tu salud mental y emocional. Esta tabla te ofrece un cristal de sanación emocional básica para cada chakra. Déjalo actuar sobre el chakra durante 20 minutos mientras te relajas en silencio.

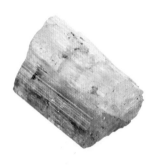

Chakra de la garganta: *aguamarina*

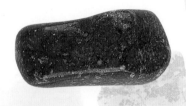

Chakra del tercer ojo: *lapislázuli*

tarse en la necesidad de controlar siempre a los demás o en el enfado constante.

EL CHAKRA DEL CORAZÓN influye sobre el amor y las relaciones. La deficiencia de energía en este chakra te vuelve egocéntrico, solitario o temeroso de la intimidad. El exceso de energía puede dar lugar a la falta de límites emocionales apropiados, a la dependencia o a la pobreza emocional.

TABLA DE EMOCIONES Y CRISTALES

CHAKRA	PALABRAS CLAVE PARA LAS EMOCIONES	CRISTALES ÚTILES	
BASE	Seguridad, autoestima, sentirse a gusto en el mundo	El heliotropo te ayuda a sentirte con los pies en la tierra, protegido y seguro.	
SACRO	Sentimientos, intimidad, deseo, placer	La calcita naranja te ayuda a superar los miedos sexuales y a equilibrar las emociones.	
PLEXO SOLAR	Confianza, responsabilidad, valor	El ojo de tigre te ayuda a utilizar tus recursos para cumplir tus objetivos.	
CORAZÓN	Amor, compasión, empatía, relaciones	El cuarzo rosa abre el corazón al amor y alivia el dolor de corazón y la aflicción.	
GARGANTA	Lealtad, integridad, autoexpresión	La aguamarina elimina los bloqueos en la comunicación y favorece la autoexpresión.	
TERCER OJO	Claridad, apertura de mente, imaginación	El lapislázuli estimula la claridad de pensamiento, la conciencia de uno mismo y la visión.	
CORONA	Conocimiento de uno mismo, aprendizaje, entendimiento	La apofilita estimula la introspección y favorece el entendimiento de la verdad.	

RELAJACIÓN Y ALIVIO DEL ESTRÉS

Sin duda has conocido días en los que todo parece ir mal y en los que tus reacciones emocionales están desbordadas. Quizá te sientes tan alterado que eres incapaz de dejar de llorar, respondes de muy malos modos a tus hijos o a tus colegas, o tienes la mente cerrada.

LOS EFECTOS DEL ESTRÉS SOBRE EL ORGANISMO

En términos fisiológicos, lo que sucede es que las glándulas suprarrenales están segregando una hormona que se está extendiendo por todo tu cuerpo, elevando la presión sanguínea, acelerando el corazón y provocando una sensación de estar alerta que suele denominarse respuesta de «lucha o huida». Esta reacción natural es la forma que tiene el cuerpo de proporcionar la energía extra que necesita para protegerse del peligro. Sin embargo, cuando estar en alerta se convierte en un hábito regular, las reservas de energía del cuerpo se agotan. Con el tiempo, corremos el riesgo de sufrir trastornos relacionados con el estrés, tales como enfermedades coronarias, hipertensión arterial, migrañas o depresión.

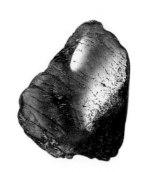

Labradorita

CRISTALES DE RELAJACIÓN

Los cristales pueden servirnos de ayuda energética para obtener relajación y alivio

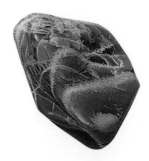

Piedra de luna

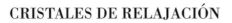

del estrés. Gracias a su efecto tranquilizador y equilibrante en todos los niveles de nuestro ser, ayudan al cuerpo a ralentizar la segregación de hormonas del estrés, nos hacen ser más conscientes de patrones de pensamiento y actitudes mentales negativas, y acallan las respuestas emocionales.

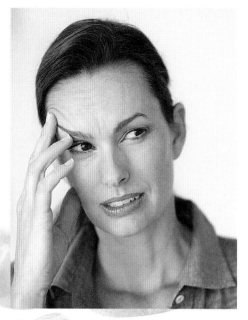

- Los cristales que indicamos a continuación están entre los más útiles para aliviar el estrés y favorecer la relajación.
- La amatista alivia los dolores de cabeza producidos por la tensión del estrés.
- El heliotropo enraíza el cuerpo y reduce la irritabilidad y la impaciencia.
- La labradorita elimina los miedos e inseguridades y calma la hiperactividad mental.

El estrés es muy perjudicial; utiliza los cristales para aliviar la tensión y la energía nerviosa.

- La piedra de luna calma y equilibra las reacciones excesivas y te recuerda que todo aquello que está sucediendo forma parte de un ciclo natural.
- El cuarzo rosa alivia las emociones y ayuda a ralentizar la segregación de hormonas del estrés.
- El ojo de tigre ayuda a reducir la autocrítica y los patrones negativos de pensamiento que pueden estar favoreciendo el estrés.

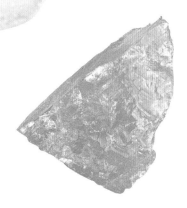

Cuarzo rosa

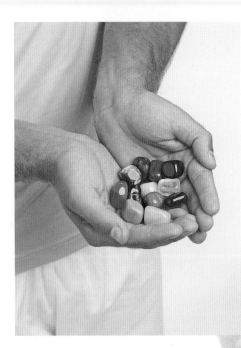

ALIVIAR EL ESTRÉS

Las técnicas que detallamos en esta página y en la siguiente te ayudarán a aliviar el estrés tanto si estás en casa como si estás en el trabajo o de viaje. Una de ellas es para emergencias, mientras que la otra es un tratamiento más completo.

Amatista

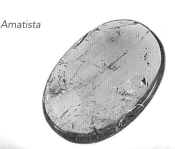

Muchos cristales producen un efecto tranquilizador y equilibran el cuerpo, la mente y el espíritu.

Ejercicio: remedio de emergencia

Esta rápida técnica resulta útil en el trabajo o siempre que necesites un alivio rápido de la tensión y el estrés.

1 Coloca en tu mesa de trabajo o en la encimera de la cocina un platito con los cristales de relajación indicados en las páginas 130-31. Cuando te sientas estresado, lleva la mano al plato y deja que tu intuición te guíe hacia el cristal más apropiado.

2 Si puedes, quédate varios minutos sentado o tumbado en silencio mientras sostienes el cristal. Lo ideal son veinte minutos, pero comprobarás que hacerlo aunque no sea más que cinco minutos ya sirve de ayuda. Otra posibilidad es echarte el cristal en el bolsillo y seguir con tus actividades.

Ejercicio: parejas de cristales

Cuando tengas tiempo para hacer un tratamiento desestresante más completo, puedes probar la siguiente técnica. En ella utilizamos una pareja de cristales de equilibrio, uno que extrae la energía estresante y otro que llena tu cuerpo y tu mente con vibraciones tranquilizadoras. Para este ejercicio son muy apropiadas las piedras redondas y planas, que se adaptan bien a la palma de la mano; aunque también puedes utilizar piedras pulimentadas pequeñas.

Necesitarás una pareja de cristales que variarán dependiendo de tu situación y necesidades. El primer cristal de cada pareja es el más activo y enérgico. Su función es la de aliviar el estrés. El segundo es el que tranquiliza y da consuelo.

- **Ámbar y calcedonia azul** El ámbar absorbe la energía negativa, mientras que la calcedonia azul favorece la aceptación y el optimismo.
- **Cuarzo transparente y amatista** El cuarzo transparente alivia el dolor y la tensión, mientras que la amatista aporta calma y claridad mental.
- **Ojo de tigre y dragonita** El ojo de tigre ralentiza la segregación de hormonas del estrés y la dragonita estimula la visión interior para averiguar las causas de la aflicción.

1 Elige una de estas parejas de cristales. Siéntate cómodamente o túmbate de espaldas sobre una esterilla de yoga o una manta doblada.

2 Sostén el cristal más activo (el primero de cada pareja) en la mano dominante (aquella con la que escribes) y el cristal calmante en la mano receptiva.

3 Cierra los ojos. Relaja conscientemente los músculos, empezando por los pies y ascendiendo por todo el cuerpo. Deja actuar a los cristales durante 20 minutos.

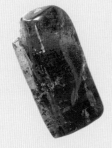

Ámbar

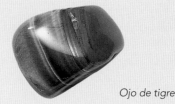

Ojo de tigre

RELAJACIÓN CON CRISTALES

Cuando necesites desconectar después de un día estresante, puede venirte muy bien la red de relajación con cristales que se describe a continuación. Dedicar 20 minutos todas las noches a la relajación con cristales y a la meditación centrada en la respiración alivia la tensión del cuerpo y calma la mente y las emociones, lo que te permite obtener el descanso reparador que necesitas.

Ejercicio: red de relajación

Para esta técnica necesitarás una punta sencilla de cuarzo ahumado, una labradorita pulida, un cuarzo rosa pulimentado, una aguamarina pulimentada, una amatista pulimentada y una punta sencilla de cuarzo transparente. Para obtener el máximo beneficio de este ejercicio debes estar solo y sin que nadie te interrumpa. En caso necesario, puedes utilizar cinta adhesiva para evitar que se muevan los cristales.

1 Túmbate sobre una esterilla de yoga o una manta doblada. Ponte una almohada fina debajo de la cabeza para evitar tensiones en el cuello.

2 Coloca el cristal de cuarzo ahumado debajo de los pies, con la punta dirigida hacia el lado contrario a tu cuerpo.

3 Coloca la labradorita sobre el chakra del plexo solar.

4 Coloca el cuarzo rosa sobre el chakra del corazón.

5 Coloca la aguamarina sobre el chakra de la garganta.

6 Coloca la amatista sobre el chakra del tercer ojo.

7 Coloca el cuarzo transparente justo encima de la cabeza, con la punta dirigida hacia el lado contrario a tu cuerpo.

8 Centra la atención en tu respiración e imagina que estás respirando con todo el cuerpo, desde la corona hasta la punta de los pies.

9 A medida que se vayan relajando tus músculos, imagina que tu cuerpo se vuelve blando y se hunde en el suelo. Mantén este estado de conciencia relajada todo el tiempo que te apetezca. Es posible que necesites hasta 20 minutos para integrar plenamente las energías de los cristales que has colocado sobre el cuerpo.

10 Cuando hayas terminado, empieza poco a poco a respirar más profundamente. Estira las piernas y luego los brazos. Retira los cristales uno a uno, empezando por la parte superior de la cabeza.

A continuación, gírate hacia un lado e incorpórate con cuidado.

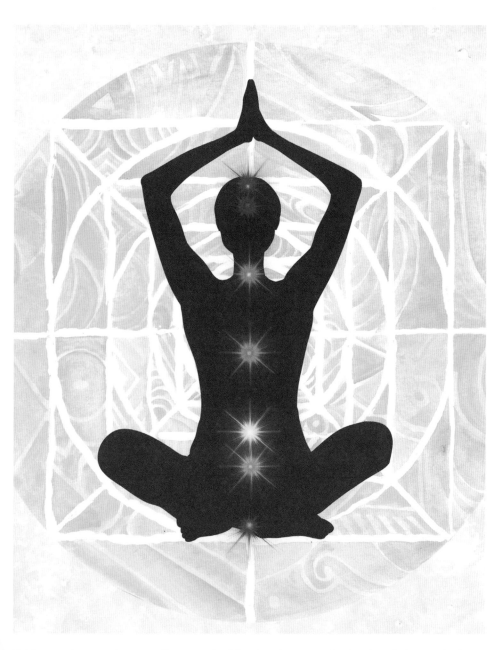

Relájate totalmente mientras realizas este ejercicio e imagina que estás absorbiendo los cristales hasta el núcleo mismo de tu ser, tanto en tu cuerpo como en tu alma.

ANSIEDAD Y DEPRESIÓN

Cuando estás angustiado por algo, es fácil que sientas que has perdido el control de tus pensamientos. Tu mente da vueltas y más vueltas alrededor de la misma idea, repitiendo un patrón inquieto de pensamientos e imágenes mentales incómodas. La preocupación constante puede afectar negativamente a tu salud física y a tu bienestar emocional. Puedes desarrollar dolores de cabeza y musculares, o tener problemas para dormir. Si no encuentras alivio, con el tiempo puedes llegar a deprimirte.

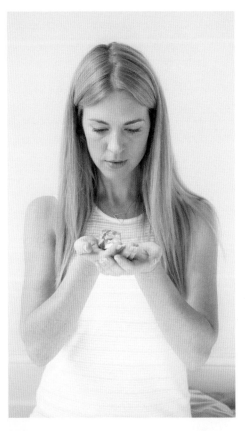

Cada cristal proporciona un punto focal para la contemplación apacible.

Las culturas de todo el mundo han utilizado los cristales para aliviar la tensión nerviosa que acompaña a la preocupación. Entre los más útiles están los siguientes:

Ámbar
Debido a su origen biológico de resina de árbol fosilizada, el ámbar dorado es un antidepresivo natural excelente. Absorbe la energía negativa y estimula la autosanación. Los rosarios antiangustia griegos (véase página siguiente) se fabrican tradicionalmente con ámbar.

Kuncita
Esta piedra rosa, que irradia paz, sirve para elevar el ánimo. Ayuda a eliminar la energía emocional atascada y a romper el círculo vicioso de los pensamientos obsesivos.

Lepidolita
Esta tranquilizante piedra morada alivia la angustia emocional y ayuda a combatir el insomnio. A veces se considera un cristal de transición, porque ayuda a eliminar los viejos patrones de pensamiento.

ROSARIO ANTIANGUSTIA

Si estás angustiado, puedes probar la costumbre griega de deslizar un rosario de suaves cuentas de ámbar entre los dedos para disipar la tensión nerviosa y aliviar la preocupación. En Grecia, estas cuentas se denominan *komboloi*, que significa «grupo de nudos». Es posible que esta costumbre naciera de los rosarios anudados de cuentas que llevan los monjes ortodoxos griegos. La mayoría de los rosarios antiangustia tienen entre 16 y 20 cuentas, una de las cuales está separada y adornada con una borla. En Grecia es corriente ver a hombres y mujeres deslizándolos entre los dedos.

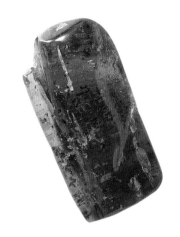

Ámbar

Ejercicio: red para aliviar las preocupaciones

Para este ejercicio necesitarás dos kuncitas en bruto y cinco lepidolitas pulimentadas.

1 Túmbate sobre una esterilla de yoga o una manta doblada. Ponte una almohada fina debajo de la cabeza para evitar tensiones en el cuello.

2 Coloca una kuncita encima de la cabeza y otra entre tus pies.

3 Coloca las lepidolitas sobre los chakras del tercer ojo, la garganta, el corazón, el plexo solar y el sacro.

4 Sigue el recorrido de tu respiración hacia adentro y hacia afuera durante 20 minutos, mientras los cristales te ayudan a descargar la energía emocional estancada de la preocupación obsesiva.

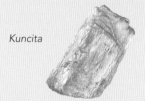

Kuncita

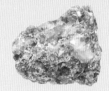

Lepidolita

SUPERAR LOS MIEDOS Y LAS FOBIAS

Sentir miedo cuando se corre un peligro auténtico forma parte del mecanismo natural de autoprotección del cuerpo. Sentir aprensión antes de pronunciar un discurso o de visitar al dentista también es algo natural, siempre y cuando seamos capaces de controlar el miedo y seguir adelante. Sin embargo, cuando el miedo interfiere en nuestra capacidad de disfrutar plenamente de la vida, puede convertirse en un motivo de preocupación.

Un miedo intenso e irracional ante una situación o un objeto es lo que se denomina fobia. Entre las más comunes están el miedo a los espacios cerrados, a las alturas, a los túneles, a los ascensores, al agua, a volar y a las arañas. Las fobias entorpecen la vida cotidiana, porque desvían la energía vital y la emplean en evitar aquello que se teme. También pueden provocar síntomas físicos como dolores de estómago o aturdimiento. Si no se tratan pueden dar lugar a adicciones y aislamiento social.

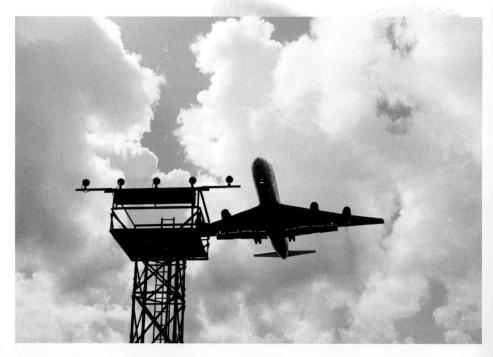

El miedo a volar es una fobia muy común que puede tratarse con la ayuda de los cristales.

Ejercicio: eliminar miedos y fobias

Para este ejercicio necesitarás una aguamarina de punta sencilla o un cuarzo ahumado de punta sencilla. La aguamarina (técnica 1) aporta valor y calma la mente. El cuarzo ahumado (técnica 2) te ayuda a tener el cuerpo firme sobre la tierra en las situaciones que te asustan. Utiliza una de las dos técnicas o ambas, una después de otra, dependiendo de tus necesidades.

Técnica 1

1 Siéntate cómodamente en el suelo con las piernas cruzadas o en una silla con los pies bien apoyados sobre el suelo. Coloca los cristales cerca de ti. Cierra los ojos y sigue todo el recorrido de tu respiración, tanto hacia adentro como hacia afuera, hasta que te sientas centrado y relajado.

2 Con los dedos de la mano derecha date tres golpecitos suaves sobre el esternón, entre el corazón y la garganta. Este es el punto de intervención.

3 Apoya la aguamarina sobre el punto de intervención con la punta hacia la cabeza. Piensa en el miedo o en la fobia que desees eliminar.

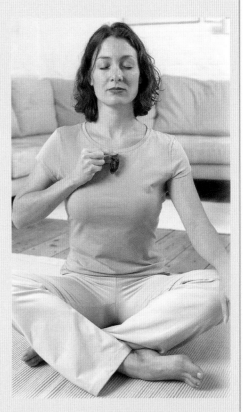

Es posible que notes hormigueo o palpitaciones en el punto de intervención mientras tu mente se tranquiliza.

Técnica 2

En el paso 3, acerca el cuarzo ahumado al punto de intervención con la punta hacia el regazo (hacia abajo). Piensa en el miedo o en la fobia que desees eliminar. Puede que notes hormigueo o palpitaciones en el punto de intervención mientras se elimina el miedo y tu cuerpo se enraíza y se centra.

Ejercicio: liberación y perdón

Para esta técnica necesitarás una apofilita, una amatista o un lapislázuli. Prueba con los tres para comprobar cuál te funciona mejor.

1 Siéntate cómodamente en el suelo con las piernas cruzadas o en una silla con los pies bien apoyados en el suelo. Coloca cerca de ti el cristal que hayas elegido.

2 Trae a tu mente la imagen de la persona o de la situación hacia la que se dirige tu enfado. Di, mentalmente o en voz alta, por qué te sientes resentido, herido o enfadado.

3 Coge el cristal y sostenlo en tus manos. Di, mentalmente o en voz alta, que en el pasado has estado enfadado con esa persona o esa situación, pero que ahora vas a hacer todo lo posible por dejar de estarlo.

4 Di, mentalmente o en voz alta, palabras de liberación como: «Libero mi enfado y te perdono». Al hacerlo, imagina que tu enfado se va drenando y va dejando tu cuerpo y tu mente en paz.

Concéntrate intensamente en el cristal que tienes en tus manos ante ti y utilízalo como conductor para dar salida a tu enfado y tu resentimiento.

CALMA TU ENFADO

Cuando estamos enfadados, nos sentimos fatal. La cara se nos pone roja, el corazón se acelera y nos duele respirar. A menudo, la ira es ardiente y atroz. Puede hacerte gritar, arrojar cosas o descargar un puñetazo sobre la mesa. La furia candente puede conducir a la agresión, ya sea la bomba de un terrorista o un abuso emocional en el seno de la familia. Sin embargo, la ira no siempre es caliente. También puede manifestarse como una conducta pasiva agresiva y unas estrategias fríamente calculadas para vengarte de la persona que te ha hecho daño.

Lo paradójico del caso es que, muchas veces, la ira te hace tanto daño a ti como a la persona hacia la que iba dirigida. Buda la describía como alargar la mano hacia el fuego y coger una brasa ardiente para lanzársela a otra persona. ¡Evidentemente, tu mano es la primera que se quema!

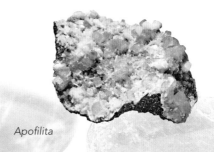

Apofilita

CRISTALES TRANQUILIZANTES

Los cristales pueden ayudarte a eliminar tu ira antes de que pueda hacerte daño.

- La apofilita calma y enraíza tu espíritu, a la vez que te ayuda a ver con claridad la verdad de las situaciones que despiertan tu ira.
- La amatista actúa como un tranquilizante natural para disipar la ira y aportar paciencia y aceptación.
- El lapislázuli abre el chakra de la garganta y te permite expresar toda la ira reprimida que pueda estar bloqueando tu capacidad para comunicarte.

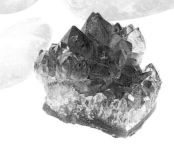

Amatista

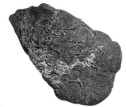

Lapislázuli

CLARIDAD Y COMUNICACIÓN

La vida diaria proporciona muchos ejemplos de conexión estrecha entre las emociones y los procesos mentales. Esos días en que te sientes deprimido o con poca confianza en ti mismo, tu mente puede mostrarse lenta y confusa, o saltar incesantemente de un tema a otro. Te resulta difícil centrarte y eres incapaz de terminar tus tareas o de cumplir los plazos previstos. Los cristales pueden ayudarte a calmar la mente hiperactiva y a aclarar la confusión.

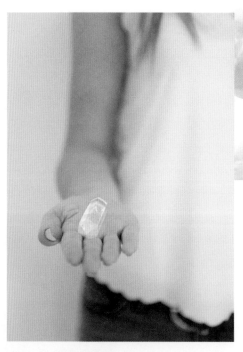

Ten en tu mesa de trabajo un cristal suave que estimule la mente y cógelo siempre que necesites claridad mental.

CRISTALES QUE APORTAN CLARIDAD

Los siguientes cristales favorecen la claridad mental y la concentración:

- El ámbar mejora la memoria y te estimula a expresarte de forma creativa.
- La amatista relaja la mente y te ayuda a sentirte menos disperso o abrumado por las tareas que tienes que terminar.
- La apofilita aporta equilibrio y libera el exceso de energía mental.
- La aguamarina filtra la información mental, agudiza la percepción y favorece la claridad en la comunicación.
- El heliotropo aumenta la estabilidad y fortalece la capacidad para tomar decisiones.
- El cuarzo transparente elimina los bloqueos mentales y favorece la concentración.

- La labradorita estimula la claridad de pensamiento y el racionalismo equilibrado con introspección y sabiduría intuitiva.
- El lapislázuli amplifica el pensamiento y aporta objetividad y claridad a tus procesos de pensamiento.
- La sodalita elimina la confusión mental y permite a la mente asimilar información nueva.

Coloca en tu mesa un cristal que favorezca los procesos mentales, o póntelo en un colgante o en unos pendientes durante tu jornada laboral para estimular la claridad de pensamiento, la concentración o la armonía mental. Cuando te sientas sobrecargado, coge el cristal con las manos durante unos momentos. También puedes probar la disposición que se indica más arriba para mejorar la memoria, la capacidad para concentrarte y el aprendizaje.

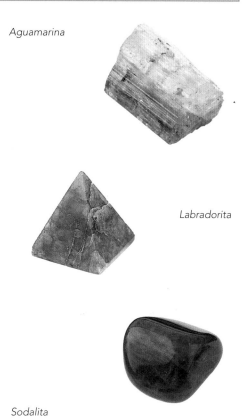

Aguamarina

Labradorita

Sodalita

EL CHAKRA DE LA GARGANTA

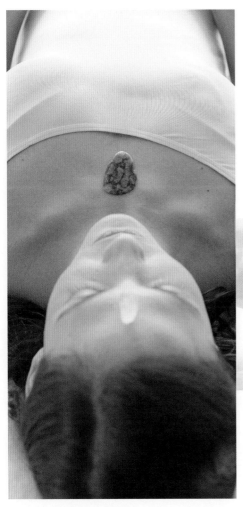

Los cristales azules, como el ágata de lazo azul, la sodalita, la aguamarina y el lapislázuli, refuerzan el chakra de la garganta y mejoran nuestra capacidad para comunicarnos con claridad. Es evidente que utilizamos la garganta siempre que hablamos. Sin embargo, el chakra de la garganta influye también sobre nuestra capacidad para escuchar y para comunicarnos por escrito, por gestos o a través del lenguaje corporal.

Además de a comunicarnos con otros, el chakra de la garganta nos ayuda también a comunicarnos con nosotros mismos. Si no conocemos todo aquello que nos ofrece nuestro chakra de la garganta, podemos sentirnos confundidos por las distintas señales que recibimos de nuestro cuerpo, o incapaces de regular la cháchara mental. Un chakra de la garganta en buen estado de funcionamiento mejora también la creatividad, la capacidad para expresarnos a través de la poesía, la música, la danza y las artes visuales. Un chakra de la garganta que funcione mal puede afectar a tus relaciones. Quizá te resulte difícil comprender lo que otros te están diciendo o malinterpretes sus señales no verbales, lo que dará lugar a problemas en el trabajo y con la familia y los amigos.

La aplicación de cualquier cristal azul beneficia enormemente al chakra de la garganta y mejora la comunicación y la comprensión en tus relaciones.

Recarga el chakra de la garganta

He aquí unas cuantas formas rápidas y sencillas de enviar energía al chakra de la garganta:

- Calienta la voz cantando en la ducha o tarareando con un CD, o bien con la radio cuando vas en el coche a trabajar.
- Prepara una esencia de gema con ágata de lazo azul, sodalita, aguamarina o lapislázuli. Llévala en una botella pequeña y ponte un poco en la garganta antes de hablar.
- Masajéate suavemente el cuello y la zona de la garganta con un cristal azul para infundir energía a tu chakra de la garganta. También puedes ponerte un cristal azul en una cadena corta para asegurarte de que el chakra de la garganta estará lleno de energía durante todo el día.

Ejercicio: calentamiento de la voz con cristales

Esta sencilla técnica de respiración te ayuda a abrir el chakra de la garganta y a relajar la voz. Necesitarás un cristal pulimentado de ágata de lazo azul, sodalita, aguamarina o lapislázuli.

1 Ponte de pie o siéntate con la espalda erguida y cierra los ojos. Sostén suavemente el cristal que hayas elegido contra la base de la garganta.
2 Inspira por la nariz y exhala por la boca.

3 Inspira más profundamente por la nariz expandiendo el abdomen y llenando los pulmones por completo. Exhala emitiendo un sonido «aaaa» relajado. Repite cinco veces.

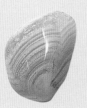

Ágata de lazo azul

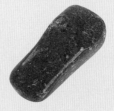

Lapislázuli

AMOR Y RELACIONES AMOROSAS

Los cristales pueden ayudarte a fortalecer la energía de los dos chakras más estrechamente vinculados con el amor y las relaciones amorosas: el sacro y el corazón. Un chakra del sacro que funcione bien te conectará con tus sentimientos y te permitirá disfrutar del placer físico. El chakra del corazón añade a tus relaciones el vínculo del amor.

REFORZAR EL DESEO Y LA SATISFACCIÓN

El chakra del sacro rige la sexualidad. Si está bloqueado, te resultará muy difícil sentir deseo. Un chakra del sacro que funcione bien te abre a las alegrías de tocar y ser tocado, de dar y recibir, de alcanzar la satisfacción sexual y de disfrutar de la sensación de dar satisfacción a otra persona.

Los cristales de color naranja, como la cornalina, la calcita naranja y el citrino, vibran con la energía de este chakra, eliminan los bloqueos y estimulan el flujo libre de la energía sexual. La cornalina es especialmente efectiva para aumentar el interés por el sexo, superar la impotencia y fortalecer los órganos reproductores.

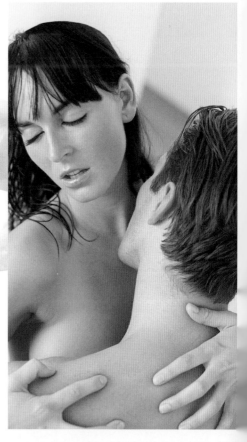

El placer sexual se experimenta a través del chakra del sacro, que está asociado con los cristales de color naranja.

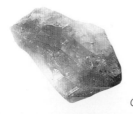

Citrino

Ejercicio: respiración de placer del sacro

Para estas técnicas necesitarás una o dos piezas de cornalina naranja, calcita naranja o citrino.

Técnica 1

1 Prepara un lugar privado en el que trabajar. Debe estar a una temperatura que te permita sentirte cómodo sin ropa. Si lo deseas, puedes utilizar velas, flores, música suave y almohadas para que la experiencia resulte más íntima y relajante.

2 Quítate la ropa y túmbate sobre una esterilla de yoga o una manta doblada. Ponte una almohada fina debajo de la cabeza para evitar tensiones en el cuello.

3 Coloca el cristal naranja sobre el chakra del sacro, justo debajo del ombligo.

4 Cuando inspires, visualiza cómo el aire entra por tu nariz y baja por tu cuerpo llevando calor y energía a la parte inferior del abdomen. Visualiza o siente un vibrante resplandor naranja que fluye desde el cristal a tu chakra del sacro despertando y sanando tu centro sexual. La visualización debe durar entre 5 y 15 minutos.

Técnica 2

También puedes poner en práctica la técnica anterior en pareja como calentamiento para el acto sexual. Tumbaos uno al lado del otro y cogeos de las manos si os apetece. Cada miembro de la pareja coloca sobre su chakra del sacro un cristal que realce el placer y respira en su fulgor naranja energizante. Muy pronto ambos os sentiréis muy excitados.

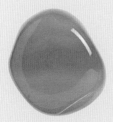

Cornalina

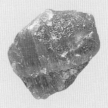

Calcita naranja

ABRIR EL CORAZÓN

El cuarzo rosa posee una conexión energética muy fuerte con el chakra del corazón. Con frecuencia se le suele denominar la piedra del amor incondicional, porque estimula el amor sano hacia uno mismo, el perdón y la reconciliación, y abre el corazón al amor romántico. Es también una piedra que aporta consuelo cuando tenemos el corazón roto, sobre todo cuando perdemos a alguien a quien hemos amado.

SANAR EL CORAZÓN CON CUARZO ROSA

Prueba una de las siguientes formas de utilizar el cuarzo rosa para sanar el corazón.

- Coloca un cuarzo rosa debajo de la almohada o pon un colgante de cuarzo rosa en la lámpara de la mesilla de noche para mejorar tu relación actual o atraer un nuevo amor a tu vida.
- Si estás sufriendo, prepara una esencia de gema utilizando cuarzo rosa y añádela a tu baño vespertino. Sumérgete en el agua infundida con la esencia de la gema y permite que tu corazón sea bañado por las vibraciones sanadoras del cristal.
- Cuando necesites resolver un conflicto con otras personas o mediar en una discusión, lleva contigo un cuarzo rosa para estimular la cooperación, el perdón y la resolución pacífica del problema.

Utiliza la meditación de la página siguiente para abrir tu corazón a las alegrías del amor romántico.

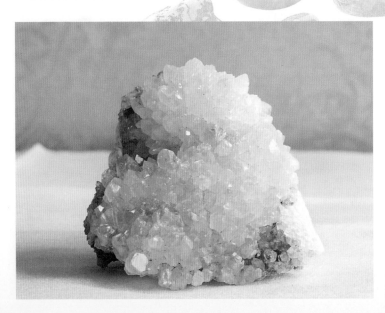

El cuarzo rosa en el dormitorio estimula la entrada de amor y ternura a tu hogar.

Ejercicio: meditación del corazón rosa

Esta meditación permite que el amor fluya hacia tu ser y te abre a todas las posibilidades de romance. Necesitarás un cuarzo rosa pulimentado y tallado en forma de corazón.

1 Túmbate de espaldas sobre una esterilla de yoga o una manta. Ponte una almohada fina debajo de la cabeza para evitar tensiones en el cuello.

2 Coloca el corazón de cuarzo rosa sobre el chakra del corazón, entre los pechos.

3 Dedica unos minutos a observar tu respiración, prestando atención a la expansión y contracción del pecho. Escucha los latidos de tu corazón.

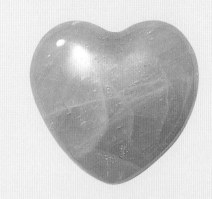

Cuarzo rosa

4 Trae a tu mente la imagen de alguien a quien quieras o a quien hayas querido mucho. Aprecia en lo posible todo lo que es o fue maravilloso en esa relación.

5 A continuación, dirige tu atención hacia el chakra del corazón. Visualízalo como un bello capullo de rosa que recibe el calor de las suaves vibraciones del corazón de cuarzo. Deja que tus sentimientos de ternura hacia la persona amada que estás rememorando vayan abriendo lentamente los pétalos del capullo de rosa hasta que esté plena y gloriosamente florecido.

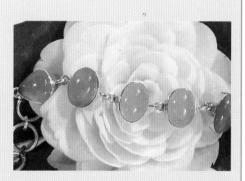

Pulsera de cuarzo rosa

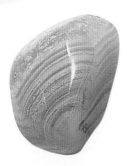

Sostén con ambas manos el cristal de kuncita junto a tu chakra del corazón, donde podrá llevar a cabo su valioso trabajo de sanación.

SANAR HERIDAS DEL PASADO

Si tus relaciones amorosas te han herido, es posible que hayas cerrado el flujo de energía en tu chakra del corazón para protegerte y evitar que te vuelvan a herir. En ocasiones resulta duro abrirse a los recuerdos dolorosos, pero no hay más remedio que hacerlo para que la energía emocional vuelva a fluir.

La meditación sanadora con cristales de la página siguiente combina las energías de tres cristales que eliminan con suavidad los daños del pasado y sanan y equilibran tus emociones:

- La amatista favorece el equilibrio emocional y alivia los sentimientos de tristeza y aflicción.
- El ágata de lazo azul libera los sentimientos reprimidos, elimina la ira y sana los sentimientos de rechazo.
- La kuncita sana el dolor del corazón, facilita la introspección y eleva el estado de ánimo.

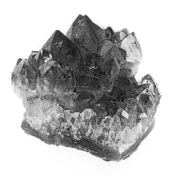

Ágata de lazo azul

Amatista

Ejercicio: círculo para aliviar el dolor del corazón

Para esta técnica necesitarás seis amatistas pulimentadas, seis ágatas de lazo azul pulimentadas y una kuncita en bruto. Siéntate cómodamente en el suelo. Si te apetece, puedes utilizar un almohadón.

1 Forma un círculo a tu alrededor alternando las ágatas de lazo azul con las amatistas.

2 Sostén la kuncita con ambas manos sobre el chakra del corazón. Trae a tu mente el daño del pasado que deseas sanar. Imagina o siente cómo la kuncita va extrayendo con suavidad la energía emocional dolorosa de esta experiencia y la va sustituyendo por ternura y compasión hacia tu sufrimiento pasado.

3 Cuando sientas que estás listo, separa la kuncita de tu cuerpo y dirígela hacia afuera, más allá del círculo de cristales. Mentalmente o en voz alta, pronuncia palabras de liberación como «Me libero a mí mismo de mi obsesión por el pasado». Imagina o siente que tu enfado y tu tristeza te abandonan y se van muy lejos.

4 Cuando sientas que esta parte del proceso está completa, deposita la kuncita en el suelo, fuera del círculo de cristales. A continuación, imagina que tu mente y tu cuerpo son bañados por las vibraciones sanadoras de los cristales que tienes a tu alrededor. Intenta absorber esta energía sanadora. Mentalmente o en voz alta, pronuncia palabras de consuelo y esperanza como «Abro mi corazón a nuevas posibilidades». Al hacerlo, siente cómo tus emociones están tranquilas y equilibradas, y tu mente en paz.

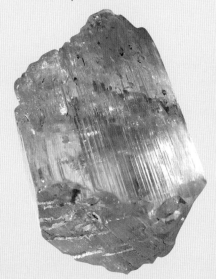

Kuncita

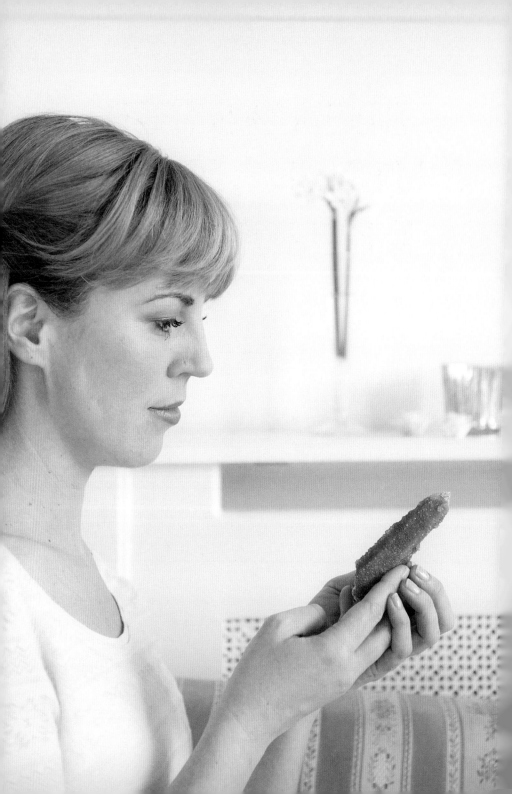

CRISTALES PARA OBTENER ARMONÍA Y PROTECCIÓN

Gracias a su capacidad única para focalizar y transmitir la energía psíquica, los cristales pueden fortalecer tus habilidades espirituales naturales. Tu motivación y tu intención realzan el poder espiritual de un cristal. Si buscas equilibrio interior, los cristales pueden ayudarte a alinear las energías de tu cuerpo. Si deseas crear armonía en tu entorno, los cristales pueden convertir tu hogar en un apacible santuario. Sostener un cristal mientras meditas te ayuda a agudizar tu intuición, aumenta tu visión creativa y profundiza tu habilidad para concentrarte. Si los colocas debajo de la almohada con intención, los cristales pueden abrirte a sueños que te proporcionen orientación espiritual y visión interior de ti mismo.

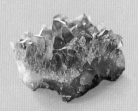

LOS CRISTALES Y TU ESPÍRITU

Desde épocas arcaicas se ha apreciado la ayuda de los cristales para la visión, la intuición, la sabiduría y otros dones psíquicos y espirituales. Como descubrirás en este capítulo, trabajar con cristales te puede ayudar a desarrollar estas cualidades en ti mismo.

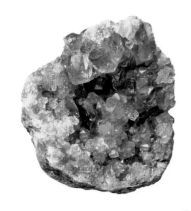

Celestita

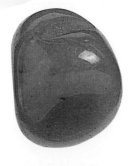

Aventurina verde

TUS PODERES PSÍQUICOS

Todo el mundo tiene dones psíquicos naturales. Lo más probable es que en algún momento hayas tenido una intuición de lo que iba a suceder, sencillamente «hayas sabido» lo que tenías que hacer o hayas tenido un sueño que te proporcionara una percepción especial de la situación que estabas viviendo. Los cristales no proporcionan estas habilidades intuitivas; lo que hacen, más bien, es ayudarte a desarrollar y fortalecer las habilidades que ya posees.

La videncia con cristales es la práctica ancestral de buscar visiones contemplando una superficie reflectante como una bola de cristal, un espejo o un charco de agua. La bola de cristal no produce ninguna imagen; es la mente la que las produce y las proyecta sobre la bola, que actúa como pantalla. La auténtica magia que fabrica las imágenes está en tu mente. Es la misma habilidad que te permite «ver» una manzana con el ojo de la mente cuando oyes la palabra «manzana».

Como ya hemos visto, la habilidad de visionar y visualizar está muy influida por el chakra del tercer ojo, que también controla la intuición y otros dones psíquicos

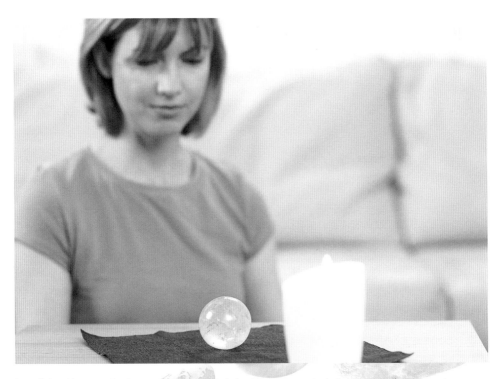

La adivinación con cristales es el arte ancestral de visualizar acontecimientos pasados, presentes o futuros utilizando una bola de cristal.

como la clarividencia (la habilidad para «ver» acontecimientos futuros o para recibir información de un lugar lejano) y la telepatía (la capacidad de comunicarte con otra mente). En las páginas siguientes de este capítulo tendrás la oportunidad de utilizar los cristales para desarrollar y fortalecer estos dones psíquicos naturales.

GUÍA INTERIOR

Los cristales pueden ayudarte también a fortalecer tu habilidad para meditar. La meditación te permite volver tu conciencia hacia dentro y acceder a un estado apacible de conciencia relajada en el que la mente tiene más facilidad para conectarse con las energías divinas de la mente universal. Los cristales que abren y estimulan el chakra de la corona —tu puerta hacia la conexión espiritual— pueden facilitar este proceso.

Los cristales te ayudan también a centrarte en tus sueños y encontrar en ellos orientación para tu vida. Si estimulas los chakras de la garganta y del tercer ojo, activarán los sueños vívidos y te ayudarán a utilizar tu intuición para decodificar sus símbolos y comprender sus mensajes.

TABLA ESPIRITUAL DE LOS CRISTALES

Chakra	Palabras espirituales clave	Cristales útiles	
Base	Templanza, forma correcta de ganarte la vida, confianza en ti mismo	El jaspe rojo te aporta protección psíquica y empoderamiento personal.	
Sacro	Dejarse llevar, buen equilibrio, abundancia, alegría	El ópalo de fuego despierta el fuego interior y estimula un crecimiento de la energía personal.	
Plexo solar	Perseverancia, justicia, paciencia, benevolencia	La piedra de sol aumenta el optimismo y el entusiasmo espiritual.	
Corazón	Apertura, generosidad, paz, ecuanimidad	La aventurina verde favorece el crecimiento espiritual a través de la compasión.	
Garganta	Creatividad, armonía, profecía	La turquesa fortalece la visión creativa y el poder profético.	
Tercer ojo	Visión, sueños, dones psíquicos	La moldavita facilita la visión espiritual y los viajes extracorpóreos.	
Corona	Inteligencia, consciencia, sabiduría	La celestita estimula la paz espiritual y la unidad con la sabiduría universal.	

EQUILIBRAR ENERGÍAS

También puedes utilizar los cristales para equilibrar tus energías interiores y armonizar la energía de tu entorno. Si los colocas sobre los chakras con una intención concreta, pueden ayudarte a eliminar bloqueos en los canales de energía y a dar a tus energías internas un alineamiento armonioso. Igualmente puedes armonizar las energías de tu hogar o de tu oficina utilizando tu intuición para colocar cristales apropiados en diversos puntos.

TABLA ESPIRITUAL
DE LOS CRISTALES

En este capítulo encontrarás instrucciones sobre cómo utilizar los cristales para desarrollar y reforzar estas habilidades psíquicas y espirituales. La tabla de la página anterior te sugiere un cristal espiritual básico para cada chakra. Para fortalecer las cualidades indicadas en esta tabla, coloca el cristal sobre el chakra y déjalo actuar durante 20 minutos mientras te relajas en silencio.

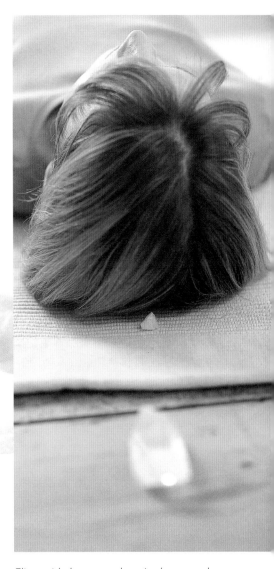

Elige cuidadosamente los cristales que colocas sobre tus chakras; pueden producir un efecto muy poderoso.

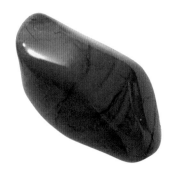

Jaspe rojo

ARMONÍA EN EL HOGAR

La belleza natural de los cristales puede realzar la decoración de tu casa o de tu despacho. Si los colocas con intención, los cristales pueden también armonizar la energía de tu entorno para que se adapte a tus actividades y esté en consonancia con tus estados de ánimo.

Los cristales para exponer suelen ser mayores que los que se emplean para la sanación personal. Los grandes cristales en bruto, los conglomerados cristalinos y las bellas geodas, esferas y varas son especialmente apropiados para este fin.

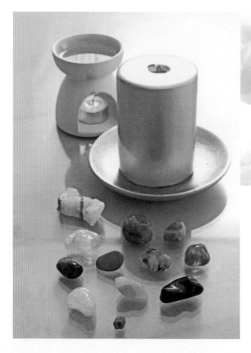

Visualiza con mucha atención dónde debes colocar cada cristal para obtener el máximo efecto antes de distribuirlos por toda tu casa.

COLOCACIÓN DE LOS CRISTALES

Esta página te ofrece algunas sugerencias para la colocación de los cristales. De todas formas, tu propia intuición será siempre tu mejor guía.

Presta atención a cómo te sientes durante unos cuantos días antes de colocar un cristal en su sitio. Muchas veces el propio cristal te «dirá» (en realidad estimulará tu intuición para hacértelo saber) si el sitio es el apropiado.

CUARTO DE BAÑO

Los cristales acuosos, como el ágata de lazo azul, la aguamarina, la piedra de luna, la selenita y la turmalina rosa y sandía, son perfectos para el cuarto de baño. Prueba a introducir unos cuantos cristales pulidos de ágata de lazo azul o de aguamarina en el agua del baño. Cuando te sumerjas, permite que las energías cristalinas relajen y calmen tus emociones, y den pie a tu intuición para que te aporte percepción interior de los asuntos que te preocupan. En muy poco tiempo te sentirás más cómodo.

CUARTO DE ESTAR O SALÓN

El citrino te da energía y te recarga y, además, favorece una actitud de abundancia y optimismo. Coloca un conglomerado o una geoda de citrino en el rincón de la habitación más alejado y a la izquierda de la puerta de entrada (el «rincón de la riqueza», según el arte chino de la colocación) para que respalde tu deseo de tener una vida feliz, exitosa y próspera.

COCINA

Como la cocina es, con frecuencia, el corazón de la casa, los cristales de color verde, como la fluorita verde, la aventurina verde, el ágata musgosa y el jade, pueden realzar su calor amoroso y nutricio. Coloca una selección de cristales verdes sobre el alféizar de la ventana o pon un cuenco de mármol verde lleno de fruta o verduras como centro de mesa.

DORMITORIO

Ya has aprendido que el cuarzo rosa es el cristal ideal para favorecer las relaciones amorosas positivas. Otros cristales apropiados para el dormitorio son la aventurina verde, que favorece la empatía y las relaciones sin estrés; la turmalina rosa, un

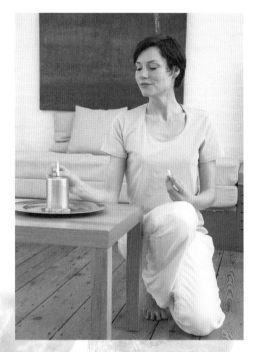

Enciende velas y quemadores de incienso para relajar la mente y prepararte para una buena sesión con tus cristales.

cristal afrodisíaco que estimula el placer sexual, y el jaspe rojo, que, colocado debajo de la almohada, ayudará a recordar los sueños.

OFICINA O DESPACHO EN CASA

Los cristales que combinan el rojo y el verde, como el heliotropo y la turmalina sandía, son los ideales para el lugar de trabajo. La turmalina sandía te ayuda a comprender las situaciones y a actuar con paciencia, diplomacia y tacto. El heliotropo estimula la claridad mental y reduce la irritación, las actitudes agresivas y la impaciencia.

Cuando hayas localizado todas las fuentes de estrés y las hayas contrarrestado con el cristal apropiado, será el momento de estimular la entrada de buenas vibraciones en tu hogar. Prueba unos cuantos cristales cada vez y observa su efecto sobre tu entorno doméstico antes de añadir más.

OTRAS IDEAS PARA LA COLOCACIÓN DE CRISTALES

Colgar cristales de cuarzo transparente junto a la ventana para que proyecten arcoíris de colores en tu hogar es bonito y atrae la energía positiva. Para atraer las buenas vibraciones prueba a colocar una

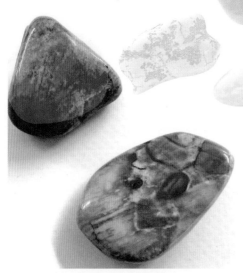

Sugilita

gran lámina de ágata o un conglomerado de amatista cerca de la puerta de entrada.

El cobre es el metal que se asocia tradicionalmente con la diosa Venus, y los cristales que lo contienen suelen ser sumamente eficaces para armonizar las vibraciones. Prueba a poner calcedonia de cobre, malaquita o, si te sientes derrochador, malaquita con azurita en la habitación más usada de la casa.

La sugilita, un maravilloso cristal de color violeta (véase abajo a la izquierda), descubierta por el doctor Kenichi Sugi en los años cuarenta, queda muy bonita en la habitación principal. Estimula el amor, la atención y el compartir. También se dice que la esmeralda atrae la dicha doméstica y asegura las relaciones buenas y duraderas. El citrino es siempre un buen cristal para tener en casa, porque tiene una vibración muy animada y atrae la prosperidad. Coloca un conglomerado de citrino sobre la mesa del comedor y comprueba cómo mejora la conversación.

MÁS SOBRE LA TURMALINA

La familia de las turmalinas resulta especialmente útil para establecer armonía. Como sus vibraciones no chocan entre sí, puedes colocar juntas unas cuantas turmalinas de diferentes colores. Ponlas en algún lugar en el que pases mucho tiempo, como una mesita del cuarto de estar o la mesa de la cocina, si esa es la habitación más utilizada de la casa. La turmalina marrón es excelente para el compromiso familiar y el trabajo en equipo; la turmalina sandía ayuda a que florezcan el amor y la amistad; la turmalina negra ayuda a tener los pies sobre la tierra, disuelve los bloqueos y protege contra la energía negativa; la turmalina roja o rosa estimula la conversación y una atmósfera social relajada; la turmalina verde nos ayuda a abrirnos a nuevos encuentros y a apreciar plenamente las maravillas de la vida, y la turmalina azul favorece la comunicación fácil y sin mentiras.

COMBATIR LA DISCORDIA

Si en tu entorno doméstico parece haberse instalado la discordia, coloca rodonita en un lugar principal. Este es el cristal de la reconciliación, que ayuda a que las comunicaciones bloqueadas vuelvan a fluir.

La fucsita, que muchas veces resulta difícil de encontrar, es útil para las familias disfuncionales, porque libera a las personas de los roles insanos y desenreda las situaciones de codependencia.

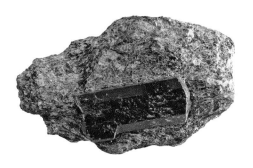

Turmalina negra

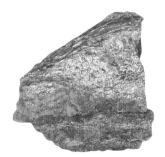

Fucsita

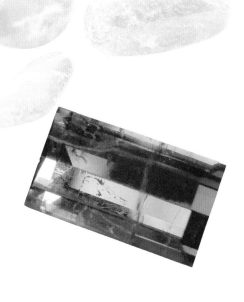

Turmalina verde esmeralda

REALZA TU INTUICIÓN

La intuición no tiene nada de mágico. La mente humana es asombrosamente compleja. Además de gestionar la información cotidiana procedente de los sentidos, tus procesos de pensamiento y tus emociones, codifica los recuerdos, las fantasías y los pensamientos y sentimientos inconscientes. Algunos psicólogos estiman que el 95 por 100 del contenido de la mente es inconsciente y se encuentra por debajo de la superficie de la conciencia cotidiana, como un iceberg, cuya parte más grande está escondida bajo el agua.

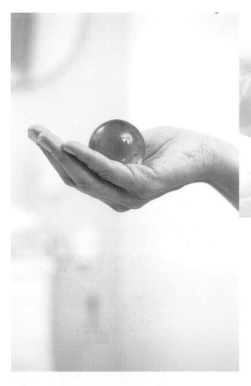

Sostener una esfera de cristal ante ti y centrarte en ella mientras concentras tus pensamientos es una práctica psíquica consagrada.

VOCES Y VISIONES

Las «voces» que oyes y las «visiones» que ves cuando te adentras en ti mismo para acceder a tu intuición son, de hecho, una parte de ti. Reflejan el conocimiento que has adquirido de todo aquello que has experimentado a lo largo de tu vida, incluso de cosas que has olvidado o que jamás has sabido de forma consciente.

Cuando acallas la mente cotidiana, creas el espacio necesario para que la profunda sabiduría de tu mente te proporcione inspiración y guía. El uso de una esfera de cristal como punto de focalización es un método tradicional para acceder a esta sabiduría.

DONES PSÍQUICOS

Con práctica y buena intención, todo el mundo puede desarrollar hasta cierto punto dones psíquicos como la clarividencia y la telepatía. Si se utilizan con integridad y con la motivación correcta, estos dones pueden ayudarte a extender tu mente y tus sentidos más allá de los horizontes del tiempo y del espacio, y a descubrir una información que te resulte útil a ti y también a los demás.

Uno de los cristales más eficaces para desarrollar tus dones psíquicos es la moldavita. Se dice que este extraño cristal es de origen extraterrestre. Se formó hace 15 millones de años, cuando un meteoro colisionó con la Tierra en el valle fluvial de Moldavia, en la República Checa. Al combinar las energías de la Tierra y de los cielos, la moldavita favorece el crecimiento psíquico y espiritual.

Ejercicio: viajes con moldavita

La moldavita puede ayudarte a viajar hacia el futuro o hacia el pasado. Puedes ir a tu propio futuro para ver las consecuencias de tus acciones actuales o retroceder en el tiempo para conocer las vidas de tus abuelos o de otros antepasados. Para este ejercicio necesitarás una pieza de moldavita.

1 Túmbate sobre una esterilla de yoga o una manta doblada. Ponte una almohada fina debajo de la cabeza.

2 Ponte el cristal de moldavita sobre el chakra del tercer ojo.

3 Cierra los ojos y concéntrate en tu respiración durante unos momentos hasta que te sientas relajado y centrado. Deja clara tu intención. Decide adónde quieres viajar y lo que deseas descubrir.

4 Permite que se forme en el ojo de tu mente una imagen del lugar al que deseas viajar. Entra en la historia sabiendo que puedes regresar a la realidad en un instante, en el momento en que lo desees.

5 Permite que la historia se vaya desarrollando mientras te sientas bien con ella. Con gratitud por lo que has descubierto, termina realizando una respiración profunda. Abre los ojos y estira los brazos y las piernas. Gírate suavemente hacia un lado y siéntate. Anota o comenta en tu diario lo que hayas experimentado.

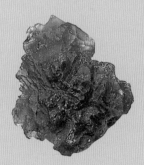

Moldavita

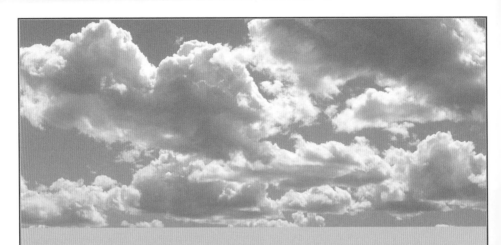

Ejercicio: meditación del cielo azul

Para este ejercicio necesitarás un cristal azul (una pieza pulimentada de turquesa o de lapislázuli, por ejemplo). Como recordarás, los cristales azules abren el chakra de la garganta y favorecen la claridad y la conciencia de uno mismo.

1 Siéntate cómodamente en un almohadón o en una silla con los pies bien apoyados sobre el suelo. Sostén la turquesa o el lapislázuli sobre la garganta durante unos momentos. Imagina que estás inspirando la energía azul brillante del cristal, relajando la garganta y reforzando tu capacidad para comunicarte contigo mismo de forma verdadera. Luego relájate y sostén el cristal con suavidad sobre el regazo.

2 Centra tu atención en cualquier pensamiento o emoción que pase por tu mente en este momento. No sigas estos pensamientos o emociones. Limítate a observarlos. Acepta todo aquello que surja en tu mente.

3 Permite que brote el pensamiento de que tu mente es como un cielo azul y cristalino, quizá del color del cristal que sostienes. Todos los pensamientos y sentimientos que pasan por tu mente son como nubes que cruzan el cielo, que entran en tu campo de visión y luego se alejan. Acuérdate de que estas nubes pasajeras no son tu mente. Tu mente es como el cielo: inmenso, claro, vacío y lleno de luz.

4 Céntrate en el cielo azul claro de la mente, más allá de todos los pensamientos y sentimientos, durante 10-20 minutos o hasta que te sientas relajado, consciente y en paz.

MEDITACIÓN CON CRISTALES

Muchas personas malinterpretan el objetivo de la meditación. Meditar no es una actividad pasiva, y, aunque relajar el cuerpo y calmar la mente son algunos de sus beneficios, no constituyen su objetivo principal. El objetivo de la meditación es obtener una conciencia focalizada, un estado de hallarse más presente en uno mismo.

COMUNICACIÓN INTERNA

Una forma muy útil de ver la meditación es considerarla una forma de comunicación interna clara. Cuando acallas el cuerpo y la mente, y miras dentro de ti, adquieres consciencia de que tus percepciones, emociones, pensamientos y creencias, incluidas las creencias sobre ti mismo tales como «tengo mal genio» o «no soy capaz de gestionar el dinero», no son permanentes ni inmutables. Todo lo contrario, van y vienen, como las nubes que cruzan el cielo. Los cristales también te pueden ayudar en este proceso.

CONEXIÓN ESPIRITUAL

La meditación es también una oportunidad de conectarte con el reino espiritual. Los cristales que poseen una vibración elevada, como la selenita, la angelita y la celestita, estimulan los chakras superiores y te elevan a una percepción de la conciencia universal, un ámbito en el que eres al mismo tiempo únicamente tú mismo y uno con todo lo que existe.

La conexión regular con este nivel de ser tiene poder para transformar tu vida. Comprendes que eres mucho más que tu cuerpo físico y tu mente. Como un cristal, eres esencialmente energía de luz que se ha ralentizado o congelado en una forma física. La meditación ofrece a tu luz interior la oportunidad de brillar.

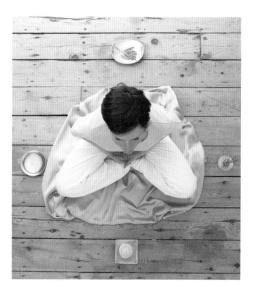

Rodéate de velas e incienso para intensificar tu experiencia de meditación.

CRISTALES PARA LOS SUEÑOS

Al igual que la meditación, los sueños te permiten viajar por debajo de la ajetreada superficie de la consciencia, a las profundidades donde fluyen las corrientes de la visión interior y el entendimiento. Las piedras enraizantes, como el jaspe rojo y el heliotropo, estimulan los sueños. Los cristales con vibraciones más elevadas, como la amatista, la celestita, la damburita y la piedra de luna, pueden ayudarte a recordar y decodificar los mensajes oníricos.

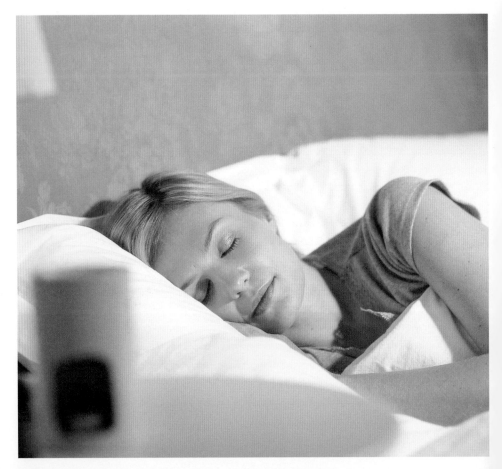

¿Adónde vas en tus sueños? Utilizando los cristales para los sueños podrás adquirir conocimiento interno de tus viajes nocturnos.

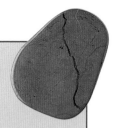

Ejercicio: sueños cristalinos

Para este ejercicio necesitarás un jaspe rojo o un heliotropo, y una amatista, una celestita, una damburita o una piedra de luna.

1 Antes de acostarte, coloca el heliotropo o el jaspe rojo debajo de la almohada. Deja un cuaderno y un bolígrafo cerca de la cama. Haz que tu último pensamiento antes de dormirte sea la intención de tener sueños vívidos y de recordarlos.

2 Cuando te despiertes, quédate quieto y rememora tus sueños. Anota todo aquello que recuerdes.

3 En algún momento del día, dedica un tiempo a decodificar tus sueños. Siéntate cómodamente. Ponte el cuaderno sobre el regazo y sostén la amatista, la celestita, la damburita o la piedra de luna en las manos. Cierra los ojos y respira la energía del cristal hasta que te sientas centrado y relajado.

4 Empieza a hacer asociaciones. Asume que cada persona, lugar, color, sonido, situación y acontecimiento de tu sueño está intentando comunicarte algo. Escribe todas las asociaciones que puedas para cada imagen. Una asociación es cualquier sentimiento, palabra, recuerdo o idea que se te ocurra en respuesta a una imagen.

5 A continuación, haz conexiones personales. Repasa la lista de asociaciones y decide cuáles «encajan», es decir, cuáles producen de forma espontánea energía o un sentimiento intenso. Para cada una de ellas plantéate las siguientes preguntas: «¿Qué parte de mí es esto?», «¿Qué tengo en común con esto?», «¿Dónde he visto esto?». Toma nota de todo aquello que vayas descubriendo.

6 Por último, encuentra el mensaje. Utiliza tu intuición para unir las asociaciones y las conexiones en una imagen unificada. Pregúntate a ti mismo: «¿Qué mensaje está intentando comunicarme este sueño? ¿Qué cambios me está aconsejando que haga?». No esperes que este mensaje esté claro de manera inmediata. Sabrás que estás en el buen camino cuando una interpretación te provoque una sacudida de energía.

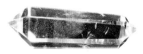

Cuarzo transparente

Descripción: Cristales alargados, puntiagudos, transparentes, vidriosos, lechosos o estriados. Se obtienen fácilmente como puntas naturales, conglomerados o piedras pulimentadas.

Chakra de la corona.

Historia: La palabra *cristal* procede del griego antiguo *krystallos*, que significa «hielo transparente».

Atributos de sanación: El cuarzo transparente está considerado el «sanador maestro» y puede utilizarse para eliminar bloqueos, estimular el sistema inmunológico y la concentración, y realzar la memoria.

Piedra de luna

Descripción: Piedra traslúcida de color blanco, crema o amarillo grisáceo con un brillo iridiscente. Fácilmente disponible al natural o pulimentada.

Chakras del tercer ojo y del sacro.

Historia: Esta piedra femenina estaba dedicada a las antiguas diosas de la Luna como Afrodita y Selene.

Atributos de sanación: La piedra de luna favorece la salud reproductora de la mujer y equilibra las hormonas. Suaviza los cambios de humor y el estrés, y realza la intuición.

Amatista

Descripción: Cristales transparentes, semitransparentes o traslúcidos de color lila claro o lavanda a morado profundo. Muy abundante en geodas, conglomerados o puntas sencillas.

Chakras de la corona y del tercer ojo.

Historia: En el Tíbet, la amatista se consideraba sagrada y estaba dedicada a Buda. Se utilizaba para fabricar rosarios.

Atributos de sanación: La amatista es un tranquilizante natural que alivia el estrés físico, emocional y psicológico. Utilízala para disipar la ira, el miedo y la angustia, y para aliviar la tristeza.

Aqua aura

Descripción: Cristales de cuarzo transparente unidos mediante vapor de oro que produce un intenso color eléctrico o azul cielo.

Chakras de la corona, del tercer ojo y la garganta.

Historia: Aunque esta forma de cuarzo artificial es de origen reciente, combina el poder sanador del cuarzo con el del oro, símbolo de inmortalidad, salud y prosperidad.

Atributos de sanación: Piedra protectora que activa los chakras superiores y sirve de salvaguarda contra la contaminación y las personas y situaciones negativas.

Ágata de lazo azul

Descripción: Piedra azul claro con listas de color blanco o azul más oscuro, o líneas como de encaje.

Chakra de la garganta.

Historia: Las civilizaciones de Egipto y Grecia, y la Europa prehistórica, fabricaban amuletos con forma de ojos que protegieran del mal.

Atributos de sanación: La suave energía de esta piedra apacible tranquiliza y calma las emociones. Resulta especialmente efectiva para los trastornos relacionados con la garganta. Sostenla junto a ella para que te ayude a expresar tu verdad en público.

Sodalita

Descripción: Piedra de color azul oscuro o añil, muchas veces con manchas blancas. Se obtiene fácilmente en bruto o pulimentada.

Chakras del tercer ojo y de la garganta.

Historia: En 1891 se descubrieron en Ontario (Canadá) grandes depósitos de sodalita.

Atributos de sanación: Una piedra fantástica para la mente. Alivia la confusión mental y apoya el pensamiento racional y la objetividad. Utiliza su suave energía tranquilizante y refrescante para bajar la presión sanguínea y para tratar la sinusitis.

Calcedonia azul

Descripción: Piedra traslúcida o semitraslúcida en diversos tonos de azul claro. Disponible en bruto, como geoda o pulimentada.

Chakra de la garganta.

Historia: Es probable que el nombre derive de Calcedonia, antiguo puerto de Turquía a orillas del mar de Mármara.

Atributos de sanación: Es una piedra de creatividad que estimula las ideas nuevas y te ayuda a comunicarlas.

Fluorita verde

Descripción: Cristal cúbico u octoédrico, transparente o semitransparente, que en ocasiones aparece fundido en parejas. Algunos tipos brillan o se vuelven «fluorescentes» bajo la luz ultravioleta.

Chakra del corazón.

Historia: El nombre deriva del término latino *fluo*, que significa «fluir», porque la fluorita se funde fácilmente.

Atributos de sanación: Esta piedra alivia los traumas emocionales, el ardor de estómago, la indigestión, los retortijones estomacales y los trastornos relacionados con el estrés. Colócala sobre el ordenador para que absorba la energía negativa.

Damburita

Descripción: Cristales transparentes de color rosa, lila o incoloros con estrías. Fácilmente disponible en forma pulimentada.

Chakras de la corona, del tercer ojo y el corazón.

Historia: Fue descubierta en Danbury, Connecticut (EE. UU.), y desde entonces se ha encontrado y extraído en Japón, México, Birmania y Madagascar.

Atributos de sanación: Esta piedra espiritual es un potente sanador para todo el cuerpo que protege el hígado y la vesícula biliar, y favorece la depuración. Realza la autoestima saludable.

Citrino

Descripción: Cuarzo amarillo o marrón amarillento. El citrino natural es relativamente raro.

Chakra del plexo solar.

Historia: En la época romana estaba dedicado al dios mensajero Mercurio. Hace brillar la luz clara del sol matutino sobre la comunicación, el dinero y las transacciones mercantiles.

Atributos de sanación: Esta piedra es muy beneficiosa. Caldea, eleva el ánimo y aumenta la energía. Es estupenda para el hígado, el bazo, la vesícula biliar y el aparato digestivo.

Cornalina

Piedra pequeña, suave y traslúcida cuyo color va del naranja rojizo claro al marrón anaranjado oscuro.

Chakras del sacro y base.

Historia: En Egipto utilizaban un amuleto de cornalina conocido como *tjet*. Estaba dedicado a la diosa Isis y se empleaba para proteger a los muertos en su viaje al más allá.

Atributos de sanación: Esta piedra enraizante y estabilizadora aumenta el metabolismo, devuelve la vitalidad y mejora el flujo de energía por todo el cuerpo.

Cuarzo ahumado

Descripción: Cristales largos y puntiagudos, o piedras pulimentadas de color marrón ahumado a gris oscuro.

Chakra base.

Historia: En el Reino Unido, el astrólogo de la corte de la reina Isabel I utilizaba una bola de cristal fabricada de cuarzo ahumado. Esta piedra es también la gema nacional de Escocia.

Atributos de sanación: Esta potente piedra enraizante y de anclaje reduce la ansiedad y otras emociones negativas, y equilibra y restaura la energía del cuerpo.

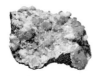

Apofilita

Descripción: Cristales transparentes cúbicos o piramidales. Puede tener tintes verdes, amarillos o rosas.

Chakra de la corona.

Historia: Descubierta a principios del siglo XIX, su nombre deriva de la palabra griega *apophylliso*, que significa «descamar», en referencia a su tendencia a descamarse cuando se calienta.

Atributos de sanación: Su elevado contenido en agua hace que esta piedra sea un buen conductor de la energía. Favorece la claridad mental y la memoria.

Lepidolita

Descripción: Cristales estratificados transparentes o traslúcidos, brillantes, cuyo color va del morado al rosa.

Chakras de la corona y del tercer ojo.

Historia: Esta piedra, descubierta en el siglo XVIII, tiene color violeta gracias al litio, un estabilizador del estado de ánimo.

Atributos de sanación: La lepidolita elimina la contaminación electromagnética producida por los ordenadores, absorbe el estrés y ayuda a escapar de los patrones conductuales negativos, incluidas las adicciones. Facilita los cambios de vida positivos.

Lapislázuli

Descripción: Cristal opaco de color azul oscuro, a menudo veteado de dorado. Fácilmente disponible en bruto o pulido, pero puede ser caro.

Chakras del tercer ojo y de la garganta.

Historia: Una gema muy valorada desde el año 5000 a. C. En el antiguo Egipto se consideraba sagrada y estaba destinada a los dioses y los faraones.

Atributos de sanación: Debido a su semejanza con el cielo nocturno estrellado, se considera una piedra de serenidad y paz. Estimula la claridad mental y la conciencia de uno mismo.

Aguamarina

Descripción: Cristal transparente, en ocasiones con aspecto acuoso, cuyo color va del azul claro al azul verdoso.

Chakra de la garganta.

Historia: Se considera la piedra de los marinos porque estos la utilizaban como amuleto para protegerse de las tormentas y el mareo.

Atributos de sanación: Esta piedra tranquilizante aporta valor y alivia los miedos y las fobias, sobre todo las relacionadas con los viajes. También elimina los bloqueos de la autoexpresión.

Cuarzo rosa

Descripción: Piedra traslúcida de color rosa que se obtiene fácilmente en su forma natural o pulimentada. Con frecuencia se talla para darle forma de bola, vara y corazón.

Chakra del corazón.

Historia: Según la mitología, esta piedra se formó cuando la sangre de Adonis se mezcló con la de Afrodita; ha sido símbolo de amor desde la época romana.

Propiedades de sanación: Es el cristal más importante para el chakra del corazón. El cuarzo rosa, tranquilo y apacible, abre este órgano.

Kuncita

Descripción: Cristales semitransparentes, lisos y estriados, de color rosa a lila.

Chakra del corazón.

Historia: Descubierta en California en 1903, esta bella piedra con calidad de gema fue bautizada en honor del joyero y gemólogo neoyorquino George Frederic Kunz.

Propiedades de sanación: Piedra apacible y cariñosa con afinidad hacia las mujeres. Aleja la negatividad, sana la inestabilidad emocional y también aumenta la confianza en uno mismo.

Ámbar

Descripción: Aunque se considera una gema orgánica, es en realidad resina fosilizada de árboles que crecieron hace treinta millones de años. Es de color amarillo a naranja dorado traslúcido y a veces contiene insectos o plantas fosilizadas. Se obtiene con facilidad.

Chakra del plexo solar.

Historia: Se ha utilizado a lo largo de la historia como amuleto protector.

Propiedades de sanación: Potente limpiador y sanador, absorbe la depresión, la ansiedad y otros tipos de malestar emocional. Favorece el optimismo.

Ojo de tigre

Descripción: Cristal amarillo con lustre sedoso y bandas de color marrón dorado o miel.

Chakra del plexo solar.

Historia: Su nombre se debe a su semejanza con el ojo de un tigre. Esta piedra tan atractiva aporta la temeridad de este animal.

Propiedades de sanación: Como piedra de enraizamiento, el ojo de tigre combina la energía estable de la tierra con el poder energético del sol. Favorece la integridad y el uso correcto del poder, y ayuda a terminar lo empezado. También equilibra las emociones.

Labradorita

Descripción: Piedra gris o negra con iridiscencias azules o doradas.

Chakra del plexo solar.

Historia: El nombre deriva de la península del Labrador (Canadá), donde se descubrió.

Propiedades de sanación: Potente protectora, desvía los pensamientos negativos y la energía indeseada, y elimina la inseguridad y el miedo. Calma la mente hiperactiva, disipa los espejismos y equilibra el pensamiento racional con la intuición.

Aragonita

Descripción: En su forma natural, este cristal de color naranja a marrón se presenta a menudo como cristales gemelos, con aspecto de árbol ramificado o en conglomerados parecidos al coral. Se obtiene con facilidad.

Chakra del sacro.

Historia: Fue descubierto en Aragón (España) y se puede encontrar también en manantiales calientes, rocas volcánicas y cuevas.

Propiedades de sanación: Esta piedra, que ejerce una profunda acción sanadora sobre la tierra, te mantiene centrado y enraizado, y te enseña a pensar antes de actuar. Combate la ira y el mal genio.

Calcita naranja

Descripción: Cristales traslúcidos, con aspecto céreo, de color naranja a melocotón, a menudo con bandas naranjas más oscuras.

Chakra del sacro.

Historia: La calcita es uno de los minerales más comunes de la tierra. Es el elemento principal de formaciones rupestres como las estalactitas, las estalagmitas y los velos.

Propiedades de sanación: La calcita naranja es excelente para estimular las energías sexuales y fomenta la creatividad. Alivia la depresión y combate los miedos y las fobias.

Heliotropo

Descripción: Esta hermosa piedra es de color verde oscuro moteado de rojo o naranja. Se obtiene fácilmente en forma pulimentada.

Chakras base y del sacro.

Historia: Según la mitología cristiana, cuando Cristo fue crucificado, su sangre cayó sobre una piedra verde situada a sus pies y la convirtió en un heliotropo.

Propiedades de sanación: Excelente piedra enraizante y protectora que imparte valor.

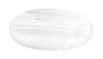

Selenita

Descripción: Blanca, transparente o semitransparente. La forma denominada espato satinado presenta finas rayas blancas.

Chakra de la corona.

Historia: Recibe su nombre de la diosa de la Luna, Selene, y simboliza tanto el cambio como la previsibilidad.

Atributos de sanación: La selenita realza la meditación y las comunicaciones psíquicas, como la telepatía y la clarividencia, y favorece la rememoración de los sueños. Las varas pueden utilizarse para la adivinación con cristales.

Moldavita

Descripción: Transparente, verde oscuro, a menudo negruzca hasta que se sostiene a la luz. Rara pero fácilmente disponible. Cara.

Chakras de la corona y del tercer ojo.

Historia: Las propiedades de esta piedra espiritual están relacionadas con su origen extraterrestre. Se ha utilizado como talismán de buena suerte y de fertilidad desde épocas prehistóricas.

Atributos de sanación: La elevada vibración de la moldavita abre y alinea los chakras y ayuda a eliminar bloqueos en los canales energéticos. A veces se conoce como «piedra del Grial».

Celestita

Descripción: Semitransparente, azul pálido o azul cielo con blanco. A veces se parece a los cristales de hielo.

Chakras de la corona, del tercer ojo y de la garganta.

Historia: El nombre de celestita significa «del cielo». Se descubrió en Italia en el siglo XVIII.

Atributos de sanación: La celestita es una piedra fantástica para meditar. Apoya los estados de aumento de la consciencia y estimula la sensación de paz y unidad. Favorece la expresión personal creativa y artística.

Angelita

Descripción: Piedra opaca, de color azul cielo a violeta con manchas blancas y, en ocasiones, rojas. Con frecuencia las vetas parecen alas.

Chakras de la corona, del tercer ojo y de la garganta.

Historia: Se formó a partir de celestita comprimida durante millones de años. Está considerada la piedra más sabia de las dos.

Atributos de sanación: Se la denomina «piedra de la consciencia» y realza la percepción, el entendimiento y la comunicación telepática entre mentes y con seres espirituales.

Azurita con malaquita

Descripción: Piedra brillante marmoleada de azul y verde, a menudo con grandes motas verdes y manchas de color azul oscuro.

Chakra del tercer ojo.

Historia: Durante miles de años, esta atractiva combinación se ha utilizado para fabricar joyas y objetos ornamentales.

Atributos de sanación: Como todas las piedras combinadas, es más poderosa que la azurita y la malaquita por sí solas. Abre el chakra del tercer ojo para fortalecer la capacidad de visualizar y realza la visión espiritual.

Turquesa

Descripción: Piedra opaca de color azul pálido o azul verdoso, frecuentemente con vetas más oscuras. Se obtiene fácilmente.

Chakra de la garganta.

Historia: La historia de esta piedra se remonta al antiguo Egipto, donde se consideraba sagrada y estaba dedicada a la diosa Hathor.

Atributos de sanación: Esta piedra protectora y estabilizadora favorece la intuición y la comunicación. Tradicionalmente se cree que une la tierra con el cielo, armoniza las energías masculinas y femeninas, y equilibra y alinea los chakras.

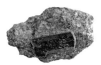

Turmalina

Descripción: Piedra brillante, opaca o transparente, frecuentemente con largas estrías. Muchos colores, incluidos el rosa y el rosa envuelto o bordeado de verde (turmalina sandía).

Chakra del corazón.

Historia: A la última emperatriz de China, Tz'u Hsi, le entusiasmaba la turmalina rosa y la importaba de una mina de California.

Atributos de sanación: Esta piedra ayuda a quererse a uno mismo y favorece la relajación y la paz interior. Como afrodisíaco, ayuda a armonizar la sexualidad y la espiritualidad.

Aventurina verde

Descripción: Piedra opaca, de color verde claro o más oscuro, a menudo moteada de partículas metálicas doradas o plateadas. Fácilmente disponible.

Chakra del corazón.

Historia: A menudo se la denomina «piedra del jugador», porque atrae el dinero y se ha comprobado que da suerte en los juegos de azar.

Atributos de sanación: Esta piedra protectora realza la percepción y estabiliza la mente. Estimula la creatividad y el optimismo y te ayuda a ver distintas posibilidades.

Piedra de sol

Descripción: Cristal transparente u opaco cuyo color va del naranja suave al mandarina brillante con iridiscencias doradas. Se obtiene fácilmente.

Chakra del plexo solar.

Historia: Se dice que esta antigua gema contenía el poder del Sol. Los vikingos la consideraban una ayuda para la navegación.

Atributos de sanación. Esta piedra alegre limpia los chakras y deja entrar la luz y la energía de sanación. Eleva el ánimo, alivia la depresión y atrae la buena suerte.

Ópalo de fuego

Descripción: Suele ser traslúcido, lechoso con tonos naranja oscuro. Puede tener vetas color fuego. Se obtiene con facilidad.

Chakra del sacro.

Historia: Los sanadores naturales lo utilizan para estimular los canales energéticos del cuerpo. Se dice que atrae la buena suerte en los negocios.

Atributos de sanación: Esta gema protectora aporta alegría y favorece el poder personal y la energía sexual. Facilita los cambios en la vida y ofrece apoyo en épocas de aflicción.

Jaspe rojo

Piedra opaca, lisa o con dibujos, cuyo color va del rojo ladrillo al marrón rojizo. Se obtiene fácilmente.

Chakra base.

Historia: El jaspe rojo, duradero y de talla fácil, fue muy popular en la antigüedad para hacer sellos e incrustaciones decorativas.

Propiedades de sanación: Esta piedra guardiana te ayuda a proteger tus límites y te enraíza en los viajes visionarios y demás trabajos espirituales. Ayuda a limpiar y alinear los chakras. Colocada debajo de la almohada favorece los sueños.

Obsidiana negra

Descripción: Brillante, opaca, parecida al vidrio. Su color va del negro al gris ahumado. Se obtiene con facilidad.

Chakra base.

Historia: La obsidiana se formó a partir de lava derretida que se enfrió antes de tener tiempo de cristalizar. Durante siglos se ha utilizado para la adivinación con cristales y para la profetización.

Atributos de sanación: La obsidiana actúa muy rápido. Es poderosa y protectora, y estimula el trabajo interior profundo. Ayuda a liberar las energías negativas.

ÍNDICE TEMÁTICO

AGRADECIMIENTOS

Corbis 64; Imagesource 46 arriba izqda., 50 arriba izqda., 68 abajo izqda.; Ocarribaus Publishing Group Limited 1 abajo, 6 arriba dcha., 6 fondo, 7 abajo dcha., 7 fondo, 10 arriba izqda., 10 centro izqda., 12 abajo izqda., 12 fondo, 13 centro dcha., 13 fondo, 15, 16 imagen 4, 34-5 fondo, 38-9 fondo, 39 dcha., 42 dcha., 54-5 fondo, 65 abajo dcha., 66 fondo, 67 imagen 7, 67 imagen 4, 69 centro dcha., 75 arriba dcha., 78 arriba izqda., 78-9 fondo, 83 abajo dcha., 87 arriba dcha., 88 centro izqda., 90 arriba dcha., 92 dcha., 95 izqda., 96 dcha., 97 dcha., 101 abajo dcha., 102 arriba dcha., 103 imagen 4, 103 imagen 1, 108 centro, 108-109 fondo, 109 arriba izqda., 109 abajo dcha., 110 abajo izqda., 123 dcha., 125 izqda., 125 dcha.; /Frazer Cunningham 2, 5 arriba dcha., 14 abajo izqda., 19, 22 centro izqda., 24, 54 abajo izqda., 80 abajo izqda., 82 arriba izqda., 86 arriba izqda., 90 abajo izqda., 91 arriba dcha., 105 arriba dcha., 105 abajo dcha., 107 dcha., 111 abajo, 114 abajo izqda.; /Janeanne Gilchrist 84 abajo izqda.; /Mike Hemsley 11 centro dcha. arriba, 75 abajo centro, 103 imagen 3, 106 centro izqda., 106 arriba dcha., 122 izqda., 124 izqda.; /Andy Komorowski 1 centro, 3, 7 arriba dcha.; 10 abajo dcha., 11 arriba dcha., 11 abajo dcha., 11 centro dcha. abajo, 12 centro izqda., 12 abajo dcha., 13 abajo dcha., 13 abajo izqda., 16 imagen 7, 16 imagen 5, 16 imagen 3, 16 imagen 2, 16 imagen 1, 18 fondo, 20-21 fondo, 30 abajo izqda., 30-31 fondo, 32 arriba izqda., 32-3 fondo, 34 abajo izqda., 40-41 fondo, 40 centro izqda., 41 abajo izqda., 44 abajo dcha., 44 abajo izqda., 44-5 fondo, 46 abajo dcha.; 46 abajo izqda., 46 abajo centro izqda., 46 abajo centro dcha., 47 abajo centro, 48 centro izqda., 50 dcha., 52 arriba izqda., 52-3 fondo, 53 arriba, 55 arriba dcha., 55 abajo dcha., 56 izqda., 56 dcha., 57 izqda., 58 izqda., 58 dcha., 60 dcha., 61 izqda., 61 dcha., 65 arriba dcha., 66 centro izqda., 67 imagen 1, 71 arriba dcha., 71 abajo dcha., 72 arriba izqda., 72 centro dcha., 77 abajo dcha., 78 centro izqda., 81 arriba dcha., 81 centro dcha., 82 abajo izqda., 82-3 fondo, 83 arriba dcha., 85 centro dcha., 86 abajo izqda., 86-7 fondo, 90 imagen 4, 90 imagen 3, 90-91 fondo, 90 imagen 2, 92 izqda., 109 arriba dcha., 110-11 fondo, 114 centro, 118 arriba dcha., 118-19 fondo, 119 arriba dcha., 121 izqda.; /William Lingwood 50 abajo izqda.; /Mike Prior 4, 8, 18 arriba dcha., 23 arriba, 23 centro, 23 abajo, 26, 27, 31 arriba, 32 abajo, 36, 38 izqda., 43, 45 dcha., 51 abajo dcha., 62, 70 arriba izqda., 73 arriba, 77 arriba dcha., 79 abajo, 89 abajo dcha., 100, 102 arriba izqda., 109 abajo izqda., 112 abajo; /Guy Ryecart 1 arriba, 5 abajo izqda., 5 fondo, 7 abajo izqda., 9, 10-11 fondo, 12 centro dcha., 13 centro izqda. arriba, 13 centro izqda. abajo, 16 imagen 6, 20 abajo izqda., 21 arriba dcha., 22-3 fondo, 25, 33 arriba dcha., 37, 40 abajo izqda., 47 abajo dcha., 47 abajo izqda., 51 arriba dcha., 53 abajo dcha., 59 izqda., 59 dcha., 60 izqda., 63, 66 arriba izqda., 67 imagen 6, 67 imagen 5, 67 imagen 3, 68-9 fondo, 69 arriba dcha., 69 abajo dcha., 70-71 fondo, 71 abajo izqda., 73 abajo dcha., 73 abajo izqda., 74-5 fondo, 75 abajo izqda., 77 abajo centro, 78 abajo izqda., 80-81 fondo, 84-5 fondo, 85 arriba dcha., 85 abajo dcha., 88 arriba izqda., 88 abajo dcha., 88-9 fondo, 90 imagen 1, 93 izqda., 93 dcha., 94 dcha., 95 dcha., 96 izqda., 97 izqda., 99, 101 arriba dcha., 101 fondo, 102-3 fondo, 103 imagen 7, 103 imagen 6, 103 imagen 5, 103 imagen 2, 104-5 fondo, 106 abajo dcha., 106 abajo izqda., 108 arriba dcha., 112-13 fondo, 113 abajo dcha., 114 abajo dcha., 114-15 fondo, 116 arriba izqda., 116-17 fondo, 117 arriba izqda., 117 abajo dcha., 120 izqda., 120 dcha., 121 dcha., 122 dcha., 123 izqda., 124 dcha.; /Russell Sadur 12 arriba izqda., 18 abajo izqda., 21 abajo izqda., 35 abajo, 41 abajo dcha., 44 arriba izqda., 74 abajo izqda., 98, 104 centro izqda., 117 arriba dcha., 118 abajo; Unit Photographic 14 arriba dcha.; /Mark Winwood 87 abajo izqda., Photodisc 42 izqda.